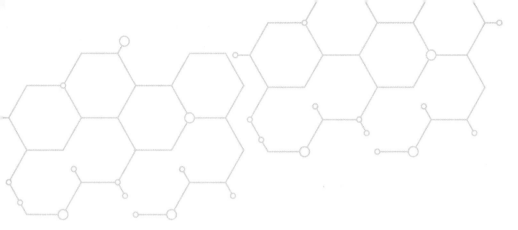

本书由国家自然科学基金"胃癌产生机制的全局量化分析及抗癌药物的设计和预测"（编号：12205114）及吉林财经大学专著出版资助

# 从全局的视角
# 量化分析癌症

## Quantitative Analysis of Cancer from a Global Perspective

于冲 著

U0209106

吉林大学出版社
·长春·

图书在版编目（CIP）数据

从全局的视角量化分析癌症 / 于冲著. -- 长春：
吉林大学出版社, 2024.1
ISBN 978-7-5768-3091-0

Ⅰ.①从… Ⅱ.①于… Ⅲ.①癌－普及读物
Ⅳ.①R73-49

中国国家版本馆CIP数据核字(2024)第045592号

书　　名：从全局的视角量化分析癌症
CONG QUANJU DE SHIJIAO LIANGHUA FENXI AIZHENG

作　　者：于　冲
策划编辑：卢　婵
责任编辑：于　莹
责任校对：单海霞
装帧设计：刘　瑜
出版发行：吉林大学出版社
社　　址：长春市人民大街4059号
邮政编码：130021
发行电话：0431-89580036/58
网　　址：http://www.jlup.com.cn
电子邮箱：jldxcbs@sina.com
印　　刷：吉林市海阔工贸有限公司
开　　本：787mm×1092mm　　　1/16
印　　张：7.75
字　　数：122千字
版　　次：2024年1月　第1版
印　　次：2024年1月　第1次
书　　号：ISBN 978-7-5768-3091-0
定　　价：49.00元

# 摘　要

癌症是目前对人类生命最具威胁的疾病之一。癌症的复发和转移是癌症治愈中最大的障碍。很多的学术研究表明,肿瘤如果不转移就不会导致死亡,如果转移到其他器官那就是非常致命的了。有很多因素可以导致癌症的复发和转移。癌症干细胞被称为"癌症的种子",它与癌症的复发有着密不可分的关系。上皮间质转分化是癌症转移非常重要的一步,因为上皮间质转分化过程能够帮助肿瘤细胞迁移到其他组织去。而且,上皮间质转分化过程也可以使没有干细胞特性的细胞变为有干细胞特性的细胞。

异质性在生物体中是非常常见的,尤其是在干细胞中。近期的研究表明,在癌细胞和癌症干细胞中,异质性也是非常明显且令人头疼的,异质性可以导致很多亚型,这些亚型可以表现为癌症不同的特异性,这使癌症的治疗更加困难。而且,众多癌症的元态(meta-states)可以导致癌症转移概率成倍的增长。

在本书中,我们致力于用一个统观的方式全面量化癌症、上皮间质转分化和癌症干细胞的机制和关系。这能够帮助我们系统地理解癌症、癌症转移和癌症发展的内在联系和物理机制。同时,我们从遗传和表观遗传两方面量化分析了癌症细胞、干细胞和癌症干细胞的异质性。从本质上探索癌症细胞、干细胞和癌症干细胞的异质性,这具有非常重要的临床意义,因为它能帮助我们从细胞层面洞察治疗、治疗抗药性和癌症的复发等问题。

本书主要内容如下。

(1)构建了一个基因调控网络,其中包括有关干细胞、癌症、癌症干细胞的相关基因和微小RNA(microRNA)。在这个网络中,包括了一个干细胞标志性基因OCT4,两个癌基因P53和MDM2,一个关于上皮间质转分化过程的相关基因(癌症转移)ZEB,两个微小RNA,miR-145和miR-200,这两个微小RNA在基因调控中起着非常重要的调节作用。上述提到的基因和微小RNA以及他们之间的调控关系均来源于文献的搜索(文本挖掘)。

（2）使用 Gillespie 算法模拟基因调控网络。为了从遗传和表观遗传方面进行准确的研究，我们设定了一系列在调控过程中的参数，如蛋白质绑定（解离）相应基因结合位点的速率，蛋白质自身的合成（降解）速率等。

（3）通过能量地貌模型量化地描述了在绝热和非绝热状态下干细胞、癌症干细胞、癌症三个层面的特征。在绝热状态下（基因间相对快的调控速率），有七个稳态出现，分别是干细胞态、癌症干细胞态、癌症态、癌前态、正常态，发炎态和增生态。在非绝热状态下（基因间相对慢的调控速率），众多元稳态出现，这可以从根本上解释异质性的产生。

（4）计算了势垒高度和各个态之间的通量。势垒高度决定了态的稳定性和从一个态转移到另一个态的转移速率。这能够帮助我们从一个量化的角度理解癌症的机制。在这个能量地貌图中，可以看到有三条从正常态到癌症态的通路。计算这三条通路的通量，可以帮助我们得到这三条通路中，哪个通路在癌症的形成过程中起主导作用。

（5）使用全局敏感性分析来揭示哪个调控更敏感。在癌症和干细胞层面，我们发现了三个重要的基因调控：miR200-|ZEB、OCT4→OCT4 和 P53→P53。这些调控在治疗癌症方面会很有价值，如在药物设计方面提供一些参考，在癌症的临床实验方面提供相应的依据。

作　者

2023 年 7 月

# 目 录

# 第 1 章 绪 论

## 1.1 干细胞、癌症及癌症干细胞

### 1.1.1 干细胞简介

干细胞共分为三类:胚胎干细胞、生殖干细胞以及成体干细胞[1]。胚胎干细胞是由受精卵分化而来,当受精卵分裂到 5~6 个细胞时,胚胎干细胞就产生了。胚胎干细胞所分裂得到的后代是所有器官的细胞的前体。生殖干细胞在成年人体中,产生精子和卵子用于繁殖。成体干细胞也称为成熟干细胞,与前两种干细胞相比具有一定的局限性,可以产生、分化为特定的成熟功能性细胞(组织细胞),为正常的组织提供更新或再生等功能。受精卵以及胚胎干细胞是全能性的干细胞,可以形成多个细胞分支,从而分化成不同的器官。在这个过程中,胚胎干细胞自身具有的可能和潜能降低,从而获得具体的分化属性。而成体干细胞,主要负责组织的更新与再生,不再具有全能性,从而限制了其形成其他组织的能力,而是定向分化成所在组织中一种或多种细胞。如图 1.1 所示:树干可以视为多功能干细胞,树枝可以理解为成熟干细胞,树叶是分化出的组织细胞,脱落的树叶为凋亡的细胞。

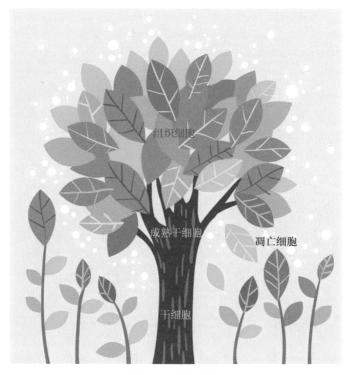

**图 1.1　干细胞树**

干细胞的种类不止一种,每种的分化潜能不同,而它们增殖的方式也是不同的。干细胞的分裂方式大致有两种,分别为对称分裂和非对称分裂[2]。对称分裂是一个干细胞分裂为两个子细胞,每个子细胞均与其母细胞具有相同的属性,即一个干细胞分裂为两个干细胞。而非对称分裂是一个干细胞分裂为两个子细胞。其中的一个子细胞仍与其母细胞具有相同的属性,而另一个子细胞开始向确定的方向进行细胞增殖。这个确定方向的过程就是干细胞将要分化为体细胞过程的开始。对称分裂是树形发展的,非对称分裂是线性的,朝着一个特定的方向发展。

胚胎干细胞是进行对称分裂的,每个子细胞都是一个全能性干细胞。当早期胚胎形式的胚芽层开始分化,即开始非对称分裂。一个子细胞仍具有母细胞的属性,而另一个子细胞则向着确定的方向开始分化,分化为成体干细胞,它仍具有分裂分化的能力,但是,分裂成为特定组织器官细胞和成体干细胞。产生特定的组织细胞的能力是干细胞的分化(differentiation)能力。在一个成年人体内,这些细胞可以存在于骨髓、皮肤或者其他组织中。在这些快速增殖的组织中,成熟干细胞通常为休眠状态,在遭遇特殊情况时才会启动。如车祸或大出血时,骨髓中的造血干细胞将会启动,进行组织修复。这个过程称为自我更新(self-renewal)。

综上所述,干细胞是一类具有自我分裂和分化潜能的细胞群,可以通过对称分裂或非对称分裂的方式产生干细胞或者可以分化成特定组织的细胞。所有的干细胞都具有两个基本的特征:自我更新和分裂分化的功能。

## 1.1.2　癌症的介绍

癌症是目前世界上最致命的疾病之一,根据世界卫生组织(WHO)的最新报告,2022 年全球估计有 2 000 万新发癌症病例和 970 万癌症死亡病例。预计到 2050 年,全球癌症新发将超过 3 500 万例,与 2022 年相比猛增 77%。增长速度之快令人震惊[3]。中国国家癌症中心的研究人员在《国家癌症中心杂志》上发表的研究论文显示,2022 年中国癌症新发病例约 482.47 万,新增癌症死亡病例约 257.42 万[4]。

尽管有大量的研究致力于攻克癌症,但是对于癌症研究的突破仍很有限。并且,治疗中患者的生存质量极低,需要忍受巨大痛苦,患者治疗后的术后存活率也很低[5]。由此可见,癌症仍是目前人类所面临的一个巨大的挑战。

为什么癌症如此难以攻克呢? 首先,癌症的种类繁多。目前为止,有上百种不同类型的癌症,在同一个组织器官中,癌症的子类型也各不相同。对于这样庞大数目和种类的癌症,治疗是非常困难的。其次,癌症还具有如下几个令人头疼的特征,如图 1.2 所示,分别是:自给自足生长信号(self-sufficiency in growth signals)、抗细胞凋亡(resisting cell death)、持续的血管生成(sustained angiogenesis)、不受限制的复制潜能(limitless replicative potential)、组织侵袭和转移(tissue lnvasion and metastasis)、抗生长信号不敏感(insensitivity to antigrowth signals)、逃避免疫摧毁(avoiding immune destruction)、促进肿瘤发炎(tumor-promoting inflammation)、细胞能量代谢异常(deregulating cellular energy)和基因组不稳定及突变(genome instability and mutation)[6,7]。

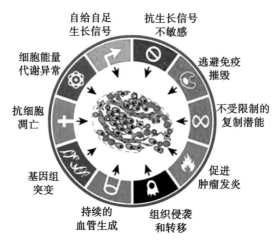

**图 1.2　癌症的十大特征 (ten hallmarks of cancer)**[13]

(1) 自给自足生长信号。正常细胞的生长有一个固定的细胞周期 (cell cycle)，细胞周期的每个阶段均需要外部的生长信号来启动。而癌细胞不需要外部发出生长信号，自己就可以发出生长信号，使细胞进行增殖。而且，这些自己发出的生长信号可以持续不断激活生长信号的代谢通路 (pathway)，可以忽略抑制过多增殖的抑制信号，使得细胞能够快速地、不受控制地疯长[8,9]。

(2) 抗细胞凋亡。正常细胞都有自己固定的生存时间，当细胞已经老化或者受损时 (生病)，生物体内自动会启动细胞的凋亡机制，使这些细胞通过凋亡来实现机体的更新。然而，癌细胞的凋亡机制已经不受控制，癌细胞会不受细胞凋亡的信号的调控，一直存活[9]。

(3) 持续的血管生成。血管是用来给组织器官提供氧气和养料的。癌症细胞对于氧气的消耗和养分的需求是巨大的，周围的组织细胞很难满足，所以癌细胞要大量制造血管，从而有多种渠道获取更多的氧气和养料[10]。

(4) 不受限制的复制潜能。正常的细胞每次复制结束后，DNA 链末端的端粒 (telomeres) 都会变短，当端粒缩短到特定的位置，细胞就会启动凋亡机制让细胞凋亡，而端粒缩短的过程也是细胞衰老的过程。然而，癌细胞具有端粒酶，在每次复制过程中不会使 DNA 末端的端粒变短，不会变短的端粒使得癌细胞可以不受限制地复制和分裂，所以癌细胞也是不老的细胞[11]。

(5) 组织侵袭和转移。癌细胞可以和周围的组织共生，并且影响周围组织的代谢循环，从而从周围的组织中获取自己所需的养分来完成增殖。当周围的组织不能满足癌细胞的养分需要,癌细胞会通过血循环或者淋巴循环转移到其他组织中,从而实现扩散和转移。转移是判断肿瘤是良性还是恶性的重要标志[12]。

(6)抗生长信号不敏感。在人体中,有一类基因叫抑癌基因,可以抑制癌细胞的生长。而在癌细胞或癌症组织中,抑癌基因的作用已经失效,癌细胞仍然持续生长。正常的细胞在有丝分裂过程中如果有细胞与细胞的接触,会抑制其分裂,但是癌细胞对于这种抑制分裂的作用也不敏感,会忽略这些作用持续分裂[13]。

(7)逃避免疫摧毁。免疫系统可以帮助我们人体识别和杀死体内的异常细胞。正常细胞和组织时时刻刻都在免疫系统的监督下。然而,癌症细胞可以释放出特殊的信号避免被免疫系统检测到,从而逃过免疫系统的监督,使其即使在细胞异常分裂增殖的情况下,也不会被免疫系统杀死。

(8)促进肿瘤发炎。癌症细胞自己异常分裂和增殖,同时也会使临近肿瘤的其他组织细胞发炎,而炎症可以促进肿瘤早期的发生和发展,从而为癌症的新生和发展提供了温床。

(9)细胞能量代谢异常。癌细胞无限地复制分裂、疯狂生长,必然需要大量的能量。正常细胞多是通过有氧代谢途径获得能量,而癌细胞则是通过无氧代谢的糖酵解方式来获得能量。这就是著名的"瓦博格效应"(Warburg effect)。

(10)基因组不稳定及突变。癌症的产生和发展需要大量的异于正常细胞的生存方式,而这些生存方式能够为癌细胞在无限分裂和复制过程中提供有效帮助。因此,癌细胞在生存过程中,需要产生适应环境的能力,这就需要通过获得新的基因型来实现。

## 1.1.3 癌症干细胞的介绍

鲁道夫·菲尔绍(Rudolf Virchow)一直被尊为现代细胞病理学之父,他从肺病和伤寒中解释了病理学的起源。1858 年,他指出所有的细胞都来自其他细胞,所有的机体都由细胞组成。他通过收集显微镜下观察到的临床显示结果,对发育中的上皮细胞的增生和分化过程进行了非常细致的比较,为癌症研究提供了翔实的科研基础[14]。在他提出的概念中,癌症是一种疾病,是从未成熟的细胞开始的。这项重要的工作,奠定了现代科学全局观,揭示了细胞的层级感观(如图 1.1 的干细胞树),为癌症干细胞假说的提出,提供了理论基础。

1961 年,蒂尔(Till)和麦卡洛克(McCulloch)提出了第一个证明造血干细胞存在的实验模型[15],如图 1.3 所示。他们对小鼠全身进行电离辐射,去除了小鼠的造血器官,然后给小鼠注射供体小鼠的骨髓进入受辐射小鼠的尾髓静脉,从而观察需要多少血细胞来恢复小鼠的造血功能。他们观察到了克隆衍生出的血细胞团中含有血红细胞、白细胞以及血小板。这是第一个证明干细胞存在的实验。

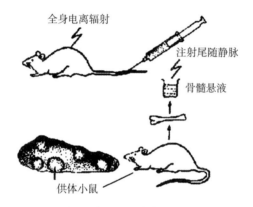

**图 1.3　证明造血干细胞存在的实验模型**

1971 年,皮尔斯(Pierce)和华莱士(Wallace)证明了肿瘤细胞中仍存在层级[16]。通过检测鳞状细胞癌中的癌细胞增殖,他们发现恶性未分化的细胞能够产生良性分化完的细胞。从而提出"肿瘤学是阻止个体发育"的概念,其产生于肝肿瘤与胎儿肝组织的酶相似性。通过增加肿瘤发生的终止分化,研究人员朝着建立肿瘤细胞层级迈出了重要的一步。

1977 年,汉伯格(Hamburger)和赛蒙(Salmon)发现,来自不同的上皮肿瘤细胞中只有一小部分的肿瘤细胞可以产生体外菌落(可以分裂分化)。研究人员推测,这小部分肿瘤细胞就是肿瘤干细胞。而且,进一步推测,所有的肿瘤细胞都可以在体内克隆,只有一小部分肿瘤细胞能够在一定的条件下,进行体外克隆,而这些就是现在所说的癌症干细胞。

从上面的介绍可以看出,在癌细胞当中,存在一类细胞,就是癌症干细胞[17]。尽管关于证明存在癌症干细胞的证据还是很分散的,但癌症干细胞可能是一类很常见的细胞,并存在于绝大多数肿瘤中,而且其存在方式也是多种多样的。癌症干细胞的存在是通过给小鼠有效地植入了新的肿瘤的手术而证明的[18]。癌症干细胞如同肿瘤细胞的种子一样,在体内潜伏。癌症干细胞在一簇癌症细胞中,具有超群的自我更新和分裂的功能,能够驱动癌症的生长和传播。这些癌症干细胞能产生癌细胞的后代,这些癌细胞后代具有很强的增殖和分化能力,并且不容易死亡。

癌症干细胞通常有两个途径产生:第一是通过普通的干细胞发展而来[19],如图 1.5 所示,干细胞通过增殖和分裂过程分化为成熟干细胞,进而分化为相应组织的体细胞。然而,基因突变导致正常的干细胞转变为不受调控的癌变的干细胞,并且癌症干细胞又具有类似于干细胞的增殖和分裂能力:癌症干细胞通过非对称分裂,进而分裂分化为癌症干细胞和癌细胞从而进行无限的蔓延。另外一个产生癌症干细胞的路径,是癌症细胞获得了自我更新和分化的能力,从而变成了癌症干细胞[20-22]。如图 1.5 所示,从癌细胞中产生了具有自我更新和分化能力的癌症干细胞,从而进一步产生癌细胞进行增殖和蔓延。

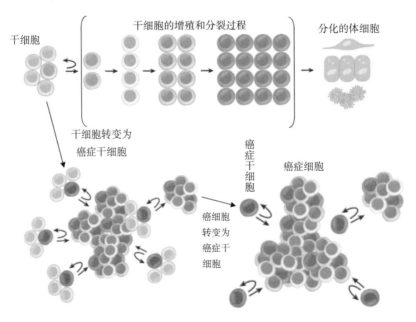

**图 1.5　干细胞(癌症细胞)到癌症干细胞的演变过程**

癌症干细胞在人体内的分布形式也是多种多样。20 世纪 90 年代,人们发现在人脑中存在干细胞,随后便通过一系列实验手段将干细胞成功从人脑中分离出来[23],即神经干细胞。目前已经发现的脑内肿瘤的种类繁多,从小孩子的髓母细胞瘤(medulloblastomas)到成人的实质内肿瘤(intraparenchymal neoplasm),脑癌的发生率也是逐年上升。有一种说法就是在脑中的干细胞或者其后代发生了癌变,从而演变为脑癌[24]。同时,实验发现在小鼠体内有类似的胶质母细胞瘤(glioblastoma),肿瘤发生在心底(subventricular)区域,这正是神经干细胞所在的区域[25]。在不同的肿瘤中也证明有癌症干细胞的存在。有人通过把肿瘤再生的表皮因子植入正在哺乳的小鼠体内,从而在乳腺癌组织中发现了癌症干细胞[26]。2005 年有文献报道,20% 的黑色素瘤(melanoma)具有癌症干细胞的类似片段[27]。同年,卵巢癌和前列腺癌都通过体外实验得到了该癌症的癌症干细胞[28,29]。

非常多的研究表明癌症是由癌症干细胞驱动的,即使是目前认为最有效的杀死癌症细胞的治疗手段,对于癌症干细胞来说也是没有明显作用的。从而使得癌症的复发非常常见。而且,如果癌症干细胞与伤口修复的基因结合,将会产生大量基质细胞及相关的纤维细胞,这也给癌症的复发提供了温床。有学者指出,当癌症的基因表达特征有干细胞的特征时,那么癌症的复发率会大幅上升[29]。由此可见,癌症干细胞的研究,在临床上对于研究癌症的复发有明显的意义。

# 1.2 上皮间质转分化过程的介绍

上皮细胞在形态学上来说,是成簇生长的圆形细胞。这些细胞表现出顶端基底外侧极化和基底层的表面结构。上皮细胞的运动是有限的,它们集体迁移而不会对组织结构造成损害。它们通过专门的连接点(如紧密连接、黏附连接、缝隙连接和桥粒[30])相互连接。相反,间充质细胞的形态是梭形的,类似于成纤维细胞形状,它们只与邻近细胞集中接触,不形成有组织的细胞连接。

间充质细胞具有高度迁移和入侵的潜力。此外,中间产物间充质细胞中的细丝由波形蛋白组成,上皮细胞中中间丝的主要成分为细胞角蛋白[31]。

上皮间质转分化过程[epithelial-mesenchymal transition(EMT)]是一个高度保守的细胞程序,可以使极化的上皮细胞转化为间充质细胞[32]。这种转换伴随着基因表达的巨大变化,包括上皮细胞有关基因的表达的下调。比如上皮性钙黏蛋白(E-cadherin)、阻塞素和地塞蛋白等标记物、间充质标志物如波形蛋白、平滑肌肌动蛋白、纤维连接蛋白和胶原蛋白等[30]。而其逆过程间充质-上皮转分化过程(MET)被认为参与了转移的第二过程的发展。使游离的细胞重新转化为上皮细胞并整合到远端器官[33][图 1.6(b)]:(a)为上皮细胞的结构及构成;(b)为 EMT(由上皮细胞转变为间充质细胞)及 MET(由间充质细胞转变为上皮细胞)过程。

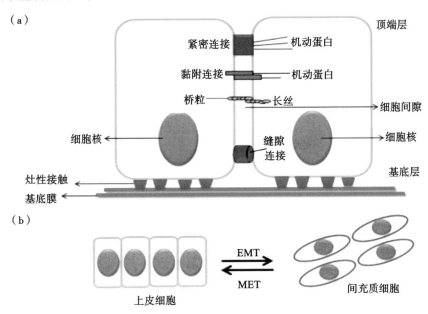

图 1.6　上皮细胞的构成及 EMT、MET 过程

EMT 过程最早是在胚胎的发生过程中发现的,它是胚胎发生的一个重要标志[34]。在胚胎植入过程中,胚胎区域内的选定细胞进行 EMT 以开始适当的胎盘形成和固定。胚胎植入后经历了体积和形状的巨大变化:成纤维细胞减少,形成上皮化的成纤维细胞和羊膜腔。在形成过程中,EMT 过程存在于三个胚胎胚层,分别为内胚层(内层)、中胚层(中层)和外胚层(外层),及基本

的身体结构和原肠胚。原肠胚形成后,神经在表皮和神经区域之间的边界形成有神经的嵴。细胞也在进行 EMT,允许细胞迁移。在目的地,神经分裂细胞又可以继续分化成不同的细胞类型,包括黑色素细胞、白细胞以及颅面结构,内分泌细胞和大部分周围神经系统[35]。

EMT 过程不仅在胚胎过程中起重要作用,在其他生理事件中仍具有至关重要的作用,如组织修复、伤口愈合和器官纤维化。在这期间,EMT 产生成纤维细胞,促进创伤和损伤后的组织修复。然而,如果 EMT 信号在这个过程中持续存在,则可能发生组织纤维化。

此外,EMT 还与肿瘤的侵袭和转移有关。转移导致了高达 90% 以上的癌症相关死亡率,但它仍然是癌症发病机制中最难以琢磨的过程。在转移扩散过程中,原发性肿瘤的癌细胞会执行以下一系列步骤:局部侵入周围组织,进入淋巴和血液系统的微血管,存活下来,并主要通过血液转移到远处组织的微血管,从血液中外渗,在远处组织的微环境中生存,并最终以促进细胞增殖和形成肉眼可见的继发性肿瘤的方式适应这些组织从而实现新的癌细胞根植。如图 1.7 所示为细胞通过血液(淋巴液)转移到其他组织并存活的过程。

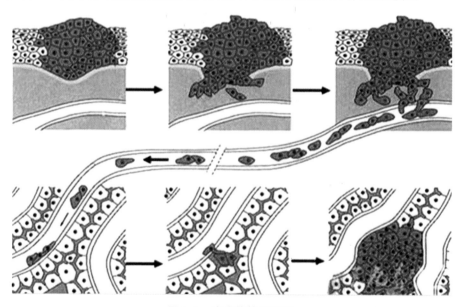

图 1.7　癌症的转移过程

为了使单个或小部分癌细胞脱离原发肿瘤并启动转移过程,这些细胞必须具备迁移和侵袭的能力。通常,发生在上皮组织中。在这些组织中的上皮层细胞通过黏附连接、紧密连接、桥粒和半桥粒与邻近细胞和基底膜紧密结合,有效地将它们固定起来。这些紧密的物理结构不仅限制正常的上皮细胞移动,也一样限制肿瘤细胞的移动。然而,随着肿瘤的不断发展,癌细胞开始从这些组织中逐渐解放出来,首先通过溶解基底膜,然后侵入相邻的间质室,这种侵袭性似乎使癌细胞同时向内和向外渗出。EMT 改变细胞黏着特性和刺激癌细胞的运动机制,允许这些细胞转移到第二器官。

除诱导癌细胞运动外,EMT 的侵袭性也会影响癌症发展所必需的其他功能,包括早衰和凋亡。此外,EMT 还允许癌细胞获得干细胞样特性,累积对化疗和免疫治疗的抵抗力,诱发炎症引发的肿瘤并逃避免疫监视、免疫抑制[31,36]。

所以 EMT 过程与癌症和癌症干细胞都有着非常密切的关系。

# 1.3 基因调控网络及其在癌症研究中的应用

## 1.3.1 基因调控网络

生物网络在后基因组生物学研究中广泛被人们认可的关键原因之一是可以系统地对细胞中的不同种类的分子及其相互作用进行分类。另一个关键的原因是无论是在孤立的情况下还是在被其他细胞包围的情况下均可以弄清楚这些分子以及它们之间的相互作用是如何决定细胞调控这个极其复杂的机械功能的。网络生物学的迅速发展表明,细胞网络具有普遍的支配规律,并在之前研究的基础上提供了一个崭新的概念框架,很有希望在未来彻底颠覆我们对生物学和疾病病理学的看法。

新的高通量数据收集技术的出现能够同时知道细胞成分的状态,并确定这些分子如何以及何时相互作用。各种类型的小分子网络[包括蛋白质-蛋白质相互作用网络(p-p network),基因调控网络(gene regulatory network),代谢、信号和转录调节网络等]均是从这些相互作用的总和中产生的,这些相互作用是细胞系统尺度行为的主要决定因素。当代生物学的一个主要挑战是启动一个综合的理论和实验方案,如图 1.8 所示,以量化的方式描绘、理解和建模控制细胞行为的各种网络的拓扑和动力学特性。

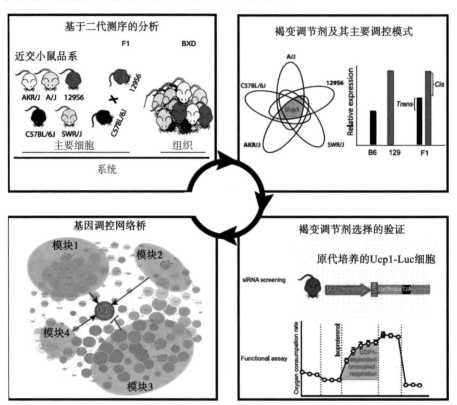

**图 1.8　基因调控网络模型构建过程**

基因调控网络的兴起是在 10 年前,国际人类基因组测序联盟(2004 年)发布了一个高通量人类基因组序列而兴起的,我们将基因型分配到表型的能力已经"爆炸了"。已鉴定出大多数遗传疾病的致病基因[37],超过 100 000 个等位基因与至少一种疾病有关[38,39]。数百个易感位点已被发现具有许多复杂特征[39],几千个人类肿瘤的基因组几乎已被完全测序[39,40]。这场基因组革命将为人类群体中所有相关的基因型变异提供一个完整的描述。

然而,如果单独进行基因组测序,与基因型-表型相关的基本问题将无法解决[40]。将基因型与表型联系起来的因果变化仍然是未知的,特别是对于复杂的基因位点和癌症相关的突变。即使被鉴定出来,也常常不清楚基因突变是如何干扰相应基因或基因产物的功能的。为了"连接点"的基因组革命,功能和所连接基因必须分配给大量的基因型变化。

通过基因和基因产物的相互作用,从而构建出来的复杂细胞系统,或细胞间相互作用网络,似乎是大多数细胞功能的基础[40]。因此,对于人类复杂疾病的研究,离不开生物网络。而基因调控网络是最直观的描述基因与基因之间相互作用的网络。

## 1.3.2 基因调控网络在癌症中的应用

目前,一个被广泛接受的说法是:癌症的形成是由于基因突变引起的[41],基因突变的累积被认为是癌症形成的非常重要因素之一(hallmarks of cancer)[6]。生物体中尽管有非常多的调控机制来避免 DNA 转录翻译等过程中的所产生的错配或错误序列,但在细胞的有丝分裂过程中,异常的有丝分裂仍会出现。大多数的基因突变是会被免疫系统检测到的,并且杀掉存在基因突变的细胞。但是仍会有少量的非正常细胞存活下来,并逐渐累积。而这些非正常细胞会干扰正常细胞的功能,比如细胞分裂的周期、信号传导、DNA 碱基配对等,逐渐累积就会形成癌症[3]。这些累积的基因突变导致了癌症的转移。这些基因突变中,一些细胞需要厌氧的特征,一些细胞需要快速繁殖的特征,一些细胞需要造血管的特征⋯⋯通过细胞选择的基因突变的不同,细胞的变异方向也多种多样[42]。

另一方面,也有越来越多的学者认为癌症是一个在基因调控网络中的固有的状态。通过基因调控网络研究癌症,已经引起越来越多的学者的注意,并已成为现今研究癌症的重要手段,可以在理论层面给予研究者更多的指导,具有重要的研究价值和临床转化价值[43-45]。基因调控网络是调控因子的一个集合,网络中的结点代表调控因子,调控因子可以是 DNA、RNA、蛋白质及其复合物。网络中结点之间的边代表的是具有相互作用的两个因子之间的关系。基因调控网络可以反映基因或者生物小分子间的相互作用关系,基因表达水平,包括与之相关的 mRNA(信使 RNA)及蛋白质的转录关系。基因调控网络控制着一系列细胞活动和生物学过程[46]。基因调控网络模型描述生物体系的行为过程,并通过动力学模拟可以在一定程度上指导实验或模拟实验过程,进而通过实验得以验证。基因调控网络对于研究细胞的生物学功能、生物学过程以及行为都有非常重要的意义。这些环境层面和表观遗传学的因素不仅可以导致抑癌基因失去表达,而且还会使沉默的癌症基因重新高表达[47]。这些因素都是癌症形成初期的重要原因[16]。

癌症是一个系统性的疾病。它不仅包括一系列的肿瘤细胞,还包括其微环境中的信号传导、细胞外组成(extracellular component)等因素。在早期的研究中,基因突变被认为是癌症的产生和发展的主要原因。在近期的研究中,越来越多的研究表明癌症不仅仅是一个基因层面的疾病,而应该视为一种类似生态系统中因环境的自然选择而产生的疾病。在发炎细胞的发育过程中容易产生基因突变。突变的细胞在表观遗传因素和微环境的压力影响下,更倾向于向其他组织扩散。在这个过程中,突变的细胞容易获得不同的癌症标志。正因癌症包括表观遗传和微环境等因素的影响,基因调控网络在研究中就显得很有意义,因为基因调控网络既有基因调控关系,也能体现表观遗传和环境的影响。

# 1.4 非平衡系统及势与流能量地貌理论

## 1.4.1 非平衡系统及能量地貌中的势与流

对于动态复杂系统,动力学过程通常用连续表示法来描述。动力学方程如下[48]:

$$\dot{x} = \boldsymbol{F}(\boldsymbol{x}) \tag{1.1}$$

$\boldsymbol{x}$ 是一个向量,代表系统中的变量(如浓度、密度等)。上述方程可以看作是牛顿第二定律有摩擦时的超阻尼极限 $m\ddot{x} + \gamma\dot{x} = \boldsymbol{F}(\boldsymbol{x})$,$\dot{x}$ 表示系统随时间的变化(是对时间求一次导数),$\ddot{x}$ 是对时间求二次导数,$m$ 是粒子质量,$\gamma$ 是耗散系数(摩擦系数)。$m\ddot{x}$ 代表惯性项,$\gamma\dot{x}$ 代表阻尼项,当阻尼项远大于惯性项时可以忽略惯性项,得到 $\boldsymbol{F}(\boldsymbol{x}) = \dot{x}$,$\boldsymbol{F}(\boldsymbol{x})$ 仍然是一个向量,代表驱动力[48]。因此,上述动力学方程具有一定的意义。系统变量的时间演化由驱动力决定。

这种类型的常微分方程描述了各种复杂系统的动力学,例如,作为非线性动力学、混沌、生物和社会网络、天气、生态和进化等。同一类方程一直是非线性动力学和混沌学研究的重点。而蛋白质动力学、蛋白质折叠、分子识别、细胞网络甚至生物进化,则代表了该类型的常微分方程在生物领域的应用。

传统的基于上述方程的系统动力学分析方法是系统变量的时间轨迹。局部稳定性可以通过系统固定点的识别加以描述。对这些固定点周围的局部稳定点可以进行定量研究。然而,如果我们的目标是探索系统,我们需要量化全局的稳定性。比如,驱动力可以用标量势的梯度表示,然后用梯度动力学描述系统的动力学。系统的全局行为可以用这个标量势来量化[49]。事实上,这些物理和生物系统的标量势可以直接从相互作用势能中得知。在这些例子中,平衡统计力学可以用来研究通过量化相应的配分函数和相关的自由能,以及系统的全局行为,如全局相图和相应的全球热力学行为[50]。

然而,一般来说,动态复杂系统的驱动力并不总是全向量的,定义为纯标量势梯度。在这种情况下,平衡统计力学无法应用。接下来的挑战是如何研究全局行为和功能,以及全局动态特征化。为了解决这个问题,我们先来看看动态演化方程的随机过程:在自然界,曲折和噪音永远不会消失。所以动力学的更现实的描述总是随机的。此外,将展示一种研究随机动力学的策略。然后,取零变形极限,以达到最初的确定性动力学[51]。研究随机表示中的全局行为要比研究不存在自然概率的原始确定性形式方便得多。从测量开始。随机动力学方程如下:

$$\dot{x} = F(x) + \eta(x,t) \tag{1.2}$$

这里 $\eta(x,t)$ 是一个随机驱动力,其扰动强度由其自相关函数决定。$\langle \eta(x,t), \eta(x,t') \rangle = 2D\delta(t-t')$,这里 $D$ 是一个比例因子,是扩散张量或矩阵,$t'$ 是另一时刻。由于系统现在遵循随机动力学,跟踪单个的轨迹变得不可预测,而且没有确定性的情况有意义。相反,我们应该追踪概率分布的演变,从而得出系统的全局特征,正如我们稍后将要展示的那样。随机运动方程称为朗日万方程(Langevin equation),而相应的概率演化方程则遵循福克-普朗克方程(Fokker-Planck equation)。

$$\frac{\partial P(x,t)}{\partial t} + \nabla \cdot J(x,t) = 0 \tag{1.3}$$

上述方程的意义是概率的局部守恒。其流的表达式如下：$J(x,t)=F(x)P(x,t)-\nabla\cdot[DP(x,t)]$，$P$ 是概率密度函数。任何位置的局部概率变化等于该区域的流入或流出[49,50]。对于预期进入长时间极限的统计稳态，概率的时间导数变为零，不再随时间而变化，这意味着从上述方程 $\nabla\cdot J_{ss}(x)=0$ 出发，几率流(flux)的散度为零。这里 ss 代表稳态(steady state)的意思。对于散度的消失有几种可能性。

（1）流本身的值为 0。$J_{ss}=0$，零流意味着任何子部分均不存在净流入。这样的系统服从细致平衡(detailed balance)，并已达到真正的平衡。在这种情况下，驱动力可以写成一个纯梯度，直至扩散系数的梯度。$F=D\cdot\nabla P_{ss}/P_{ss}+\nabla\cdot D=-D\cdot\nabla U+\nabla\cdot D$，这里势能函数 $U$ 被定义为：$U=-\ln P_{ss}$。$D$ 表示扩散矩阵。$\nabla$算子是对坐标的偏导数构成的向量微分算子。$\nabla$作用在标量函数上，是求标量函数的梯度，作用在矢量或张量函数上，可以求散度。$J_{ss}$ 表示稳态几率流。在这里由于细致平衡条件，稳态概率与平衡概率相同。然后，我们可以看到平衡系统的细致平衡被保留，玻尔兹曼(Boltzmann)关系恢复［潜在能量地貌(potential landscape)与平衡概率］，动力学是由势和梯度决定的。对于平衡系统，全局行为由平衡概率能量地貌或潜在能量地貌决定。一旦潜在能量地貌已知，它就可以描述盆地(basins)和势垒(barriers)[49,50]。

（2）当稳态出现时，即使在无发散条件下，几率流(flux)本身也不一定为零。在这种情况下，有一个净流入或流出的集合。有了这样一个非零的偏差，系统就不再处于真正的细致平衡，平衡被打破。事实上，不平衡度可以用斡旋(curl)和零的不同来衡量。几率流的无散度条件表示统计稳定状态意味着没有可能去或来的源和汇。因此，流必须是旋转的，并由旋度衍生而来。驱动力可分解为稳态的非平衡势 $U$ 的梯度，$U$ 被定义为：$U=-\ln P_{ss}$，达到扩散的梯度，也有涡旋(curl)：$F=D\cdot\nabla P_{ss}/P_{ss}+\nabla\cdot D+J_{ss}/P_{ss}=-D\cdot\nabla U+\nabla\cdot D+J_{ss}/P_{ss}$。非平衡势仍然与稳态概率密切相关，因为稳态概率量化了每种状态的概率，而潜在的概率能量地貌可以用盆地和势垒来描述。因此，非平衡系统与稳态概率密切相关，仍然可以用来量化非平衡系统的整体行为和稳定性。另一方面，非平衡系统的动力学不仅取决于梯度，还取决于旋度。非平衡势和旋度流是确定非平衡动力学的一对必要条件[13,17,67]。非平衡系统的动力学类似于在电场和磁场中运动的电子。其动力学演化，除了沿非平衡势的梯度方向运动外(类比于电场),还沿旋度流方向做螺旋运动(类比于磁场)。

平衡系统和非平衡系统之间存在一些关键区别。

(1)在平衡系统中,能量地貌是先验的。而在严格的非平衡系统中,能量地貌是必须的。为了确定非平衡势,首先需要从动力学中获得稳态概率分布。换句话说,对于平衡系统,势是一个直接输入为动力学提供驱动力的量,而非平衡势是动力学的结果。

(2)在非平衡系统中,动力学是由非平衡态的统计稳态条件决定的。非平衡势由所产生的稳态确定。而几率流的涡旋部分是由最初给定的驱动力和紧急稳态概率决定的。换言之,稳态行为仍会影响时间进化动力学,但不是全部。

(3)力分解到非平衡势梯度和旋度不是唯一的。但是,我们总是可以选择这里的一个物理量,使得非平衡势表示为稳态概率。这个选择有明确的物理意义,并且直接与能量地貌相关,能量地貌对于量化全局稳定性和行为是至关重要的。这种选择也是合理的,因为它自然会导致平衡条件下的梯度动力学,而平衡条件恰好是零偏差。

(4)在这里讨论的非平衡情况是具有细致平衡破缺的内在非平衡。这种稳态必须是连续的,而且需要与经常讨论的那种细致平衡系统进行对比。但在扰动作用下,系统从平衡状态离开。平衡动力学是指具有细致平衡的固有非平衡情况被明显损坏。扰动后的松弛仅向稳态移动,而不是真正的具有细致平衡状态。

(5)旋涡流在自然情况下是全局的。在平衡系统中,零流($J_{ss} = 0$)的细致平衡条件需要满足任何情况。这种情况是局部的,因为如果局部打破细致平衡条件,只需修复相应的局部部分即可恢复细致平衡。不影响状态的其他部分。然而,非平衡状态系统是非常不同的。由于稳态条件,这意味着它具有旋转卷曲(curl)性质。状态下的旋转是全局的空间。因此,任何远离旋转旋度的局部扰动都需要重新进行全局调整。这里的局部调整不足以恢复全局的旋转卷曲。结果表明,由于旋涡流动的性质,真实的非平衡行为与底层动力系统的整体拓扑结构密切相关。

能量地貌和涡旋理论可应用于零和有限涡旋(finite curl)(对于有限涡旋,

自由能功能代替固有势成为李雅普诺夫函数(Lyapunov function)。在这里重点谈一下,能量地貌和涡旋理论在细胞网络中的应用。

### 1.4.2　能量地貌势与流在细胞网络中的应用

在一个单细胞中,细胞的状态和行为是由它所属的细胞网络所决定的。一个基因调控网络可以看成是基因和蛋白质的生化作用交互的网络。在小的细胞体积下,细胞内的生化作用是随机的。细胞外的扰动对细胞内的噪声也是有影响的。随机的生化作用可以通过主方程(master equation)依据概率演化来描述,$x$ 状态在 $t$ 时刻,在基因调控网络中具有某一基因表达量的概率为 $P(x,t)$。在系统中由状态 $x$ 转换为 $x'$ 的转换概率是一个矩阵 $\boldsymbol{W}(x \mid x')$。

$$\boldsymbol{W}(x \mid x') = \begin{cases} \geqslant 0, & \text{当 } x \neq x' \\ -\sum_{x \neq x'} \boldsymbol{W}(x \mid x'), & \text{当 } x = x' \end{cases} \quad (1.4)$$

主方程可以表示为 $x$ 可能转换的 $P(x,t)$ 变化率:

$$\frac{\partial P}{\partial t} = \sum_{x \in X} \boldsymbol{W}(x \mid x') P(x,t) \quad (1.5)$$

在主方程中,变量的状态是离散的。如果任何一个状态的分子数都足够大,那么可以近似地认为分子数 $x$ 为浓度 $c$。接着对(1.5)式中的 $\boldsymbol{W}(x \mid x')$ 进行克莱默斯·莫亚尔(Kramers-Moyal)扩展,得到了相应的福克-普朗克(Fokker-Planck)方程。

$$\frac{\partial P}{\partial t} = -\nabla \cdot [FP - \nabla \cdot (DP)] \quad (1.6)$$

在这里 $F$ 是相应的随机动力学中的确定性驱动力。$D$ 是扩散项,用来描述随机动力学系统中随机力的扰动强度。

(1.6)式也可以写成: $\frac{\partial P}{\partial t} = -\nabla \cdot J$,该式可以解释为局部概率守恒方程 $J = [FP - \nabla \cdot (DP)]$,$J$ 是几率流。在稳态状态下,存在一个平稳分布 $P_{ss}$,它可以满足 $\frac{\partial P_{ss}}{\partial t} = -\nabla \cdot J = 0$。因此,稳态概率流在稳态下变为 $\nabla \cdot J_{ss} = 0$,稳态通量是旋转的,因为它是无发散的。

系统的潜在能量地貌可以通过平稳分布的负对数来定义: $U = -\ln P_{ss}$。

它可以被视为系统的潜在的能量地貌,与状态的权重有关。这是驱动力 $F$ 的潜在能量地貌部分。另一方面,非零平稳概率流($J_{ss} \neq 0$)提供细致平衡破缺的定量度量。这提供了驱动力的非平衡部分。相应地,网络动力学的全局驱动力 $F$ 可以分解为三部分:

$$F = -D \cdot \nabla U + \frac{J_{ss}}{P_{ss}} + \nabla \cdot D \tag{1.7}$$

这里 $-D \cdot \nabla U$ 表示总驱动力的梯度项部分,此外,它还保留了时间反转对称性(细致平衡);$\frac{J_{ss}}{P_{ss}}$ 细致平衡破缺的驱动力破坏了明确的时间反转对称性。它量化了系统的不平衡性;$\nabla \cdot D$ 表示扩散不均匀性对驱动力的作用。分解的物理意义在于,可以将网络的全局驱动力识别为能量地貌的梯度,将旋转流的驱动力模块化为扩散的不均匀性。这不仅提供了一种全局量化基因调控网络动态的方法,而且还将能量地貌和流与细胞功能基础上的基因调控网络的结构和功能的联系起来(例如,以高权重为功能状态,以流为细胞周期驱动力的状态)[49,52]。

### 1.4.3　能量地貌势与流的相关计算方法

#### 1.4.3.1　自洽平均场近似

一般来说,求解福克-普朗克(扩散)方程很难获得时间依赖和稳态概率/势场。自洽平均场的方法通过假设概率分布的可分离形式提供近似值 $P(x_1, x_2, \cdots, x_n, t) \sim \prod_i P(x_i, t)$ 使概率自洽求解。将问题的维数从 $m^n$ 降到 $m \times n$,使计算更容易处理。

高斯概率分布被用作一个额外的近似值。对于较小的波动,高斯分布的平均向量 $\bar{x}(t)$ 和协方差矩阵 $\boldsymbol{\sigma}(t)$ 遵循以下力矩方程:

$$\dot{\bar{x}}(t) = F[\bar{x}(t)] \tag{1.8}$$

$$\dot{\boldsymbol{\sigma}} = \boldsymbol{\sigma}(t)A^{\mathrm{T}}(t) + A(t)\boldsymbol{\sigma}(t) + 2D[x(t)] \tag{1.9}$$

矩阵 $A$ 中的元素被定义为 $A_{ij}(t) = \dfrac{\partial F_i(\bar{x}(t))}{\partial \sigma_i(t)}$。由于可分离分布的自洽平均场近似,只考虑(1.9)式中 $\boldsymbol{\sigma}(t)$ 的对角线元素。因此,基于可分离高斯分布的近似,给出了每个变量 $x_i$ 的概率分布的演化:

$$\frac{1}{\sqrt{2\pi}\boldsymbol{\sigma}(t)} e^{-\frac{[x - \bar{x}(t)]^2}{2\boldsymbol{\sigma}(t)}} \tag{1.10}$$

对于单稳态系统,由式(1.10)得到的稳态概率分布是以固定点为中心的可分离高斯分布。对于多稳态系统,每个不动点都有一个可分离的高斯分布。最终的稳态概率分布 $P_{ss}$ 被构造为这些高斯分布的线性组合,选择组合系数作为相应不动点的相对出现频率。得到 $P_{ss}$ 后通过公式 $U = -\ln P_{ss}$ 得到系统的能量地貌图。

### 1.4.3.2 由路径积分得到最优路径

考虑由具有恒定扩散矩阵的福克-普朗克(扩散)方程控制的随机系统:$\frac{\partial P(x,t)}{\partial t} = -\nabla \cdot [F(x)P(x,t) - D \cdot \nabla P(x,t)]$。基于奥萨格·马彻普(Onsager Machlup)函数方法,初始状态 $x_{ini}$ 在 $t_i$ 时刻的转移概率,到最终的状态 $x_{fin}$ 在时刻 $t_f$ 的转移概率是通过路径积分给出:

$$P(x_{fin}, t_f; x_{ini}, t_i) = \int D[x(t)] e^{-S[x(t)]} = \int D[x(t)] e^{-\int L[x(t)]dt} \quad (1.11)$$

这里 $L[x(t)] = \frac{1}{4}(\dot{x} - F(x)) \cdot D^{-1} \cdot (\dot{x} - F(x)) + \frac{1}{2}\nabla \cdot F(x)$ 是拉格朗日项,$S[x(t)] = \int L[x(t)]dt$ 是系统的作用量。$\int D[x(t)]$ 表示从时间 $t_i$ 的初始状态 $x_{ini}$ 到时间 $t_f$ 的最终状态 $x_{fin}$ 结束的所有可能的路径积分。依据此公式,每条路径都有一个概率权重 $e^{-S[x(t)]}$ 与该路径的操作关联。动力学路径被确定为具有最大概率的主要路径。在非平衡系统中,具有旋度流 $J_{ss}$ 驱动的动力学路径偏离能量地貌图上最陡的梯度下降路径。因此,非平衡系统的动力学路径一般是不可逆的。

### 1.4.3.3 计算熵产生率的方法

在一个非平衡的开放系统中,存在能量和信息的变化。这将导致能量的耗散。耗散给出了非平衡系统的整体物理特征。在稳态下,能量的耗散与熵产率密切相关。熵产生率(entropy production rate, EPR)测量系统在单位时间内消耗并转化为热量的能量,以保持系统处于稳定状态。它测量整个系统的非平衡水平。熵的定义为如下式:

$$S = -k_B \int P(x,t) \ln P(x,t) dx \quad (1.12)$$

其中,$k_B$ 为玻尔兹曼常数。对上式进行微分,得到在常温 $T$ 下熵的增加的表示方程：

$$T\dot{S} = k_B T \int (\ln P + 1) \nabla \cdot J \, \mathrm{d}x$$
$$= -\int (k_B T \nabla \ln P - F) \cdot J \, \mathrm{d}x - \int F \cdot J \, \mathrm{d}x \qquad (1.13)$$
$$= e_p - h_d$$

这里 $e_p$ 就是熵产生率[53]，$h_d$ 为热耗散的平均速度。在稳态下 $\dot{S} = 0$，熵产生率 $e_p$ 与热耗散率 $h_d$ 相等。

其中系统的矢量流表示如下：

$$J(x,t) = F \times P - D \times \frac{\partial}{\partial x} P \qquad (1.14)$$

在非平衡系统中，温度必须被严格定义，事实上，温度和扩散系数取决于局部浓度，而不是平衡中的全局量。如前所述，在稳态状态下，熵产生率等于热耗散率。计算热耗散率的公式 $\int F \cdot J \, \mathrm{d}x$ 自然地吸收了非恒定扩散的影响或者温度。

# 参考文献

[1] WYNN R M. Developmental anatomy：a textbook and labor atory manual of embryology [J]. American Journal of Obstetrics and Gynecology，1966，94(6)：753-885.

[2] SHERLEY J L. Asymmetric cell kinetics genes：the key to expansion of adult stem cells in culture [J]. The Scientific World Journal，2002，2：1906-1921.

[3] XIA C F，DONG X S，LI H，et al. Cancer statistics in China and United States，2022：profiles，trends，and determinant[J]. Chinese Medical Journal，2022，135(5)：584-590.

[4] HAN B，ZHENG R，ZENG H，et al. Cancer incidence and mortality in

China,2022[J]. Natl Cancer Cent,2024,4(1).

[5] LOEB K R,LOEB L A. Significance of multiple mutations in cancer [J]. Carcinogenesis,2000,21(3):379-385.

[6] HANAHAN D,WEINBERG R A. The hallmarks of cancer. [J]Cell, 2000,100(1):57-70.

[7] HANAHAN D,WEINBERG R A. Hallmarks of cancer:the next generation [J]. Cell,2011,144(5):646-674.

[8] EVAN G I,VOUSDEN K H. Proliferation,cell cycle and apoptosis in cancer [J]. Nature,2001,411(6835):342-348.

[9] ELMORE S. Apoptosis:a review of programmed cell death [J]. Toxicologic Pathology,2007,35(4):495-516.

[10] BERGERS G,BENJAMIN L E. Tumorigenesis and the angiogenic switch [J]. Nature Reviews Cancer,2003,3(6):401-410.

[11] CAMPBELL P J. Telomeres and cancer:from crisis to stability to crisis to stability [J]. Cell,2012,148(4):633-635.

[12] VAN ZIJL F,KRUPITZA G,MIKULITS W. Initial steps of metastasis:cell invasion and endothelial transmigration [J]. Mutation Research-Reviews in Mutation Research,2011,728(1-2):23-34.

[13] MCCLATCHEY A I,YAP A S. Contact inhibition (of proliferation) redux [J]. Current Opinion in Cell Biology,2012,24(5):685-694.

[14] VIRCHOW R. Die cellularpathologie in ihrer begrundung auf physiologische und pathologische gewebelehre; 1858 [J]. Ned Tijdschr Geneeskd,2003,147(45):2236-2244.

[15] TILL J E,MCCULLOCH E A. A direct measurement of radiation sensitivity of normal mouse bone marrow cells [J]. Radiation Research, 1961,14(2):213-222.

[16] KAUFFMAN S. Differentiation of malignant to benign cells[J]. Journal of Theoretical Biology,1971,31(3):429-451.

[17] HAINAUT P,PLYMOTH A. Targeting the hallmarks of cancer:to-

wards a rational approach to next-generation cancer therapy [J]. Current Opinion in Oncology,2013,25(1):50-51.

[18] CHO R W,CLARKE M F. Recent advances in cancer stem cells [J]. Current Opinion in Genetics & Development,2008,18(1):48-53.

[19] FIALKOW P J. Stem cell origin of human myeloid blood cell neoplasms [J]. Verhandlungen der Deutschen Gesellschaft fur Pathologie,1990, 74:43-47.

[20] COZZIO A,PASSEGUE E,KARSUNKY H,et al. Similar MLL-associated leukemias arising from self-renewing stem cells and short-lived myeloid progenitors [J]. Genes & Development, 2003, 17 (24): 3029-3035.

[21] HUNTLY B J P,GILLILAND D G. Leukaemia stem cells and the evolution of cancer-stem-cell research [J]. Nature Reviews Cancer,2005,5 (4):311-321.

[22] KRIVTSOV A V,FENG Z H,STUBBS M C,et al. Transformation from committed progenitor to leukaemia stem cell initiated by MLL-AF9 [J]. Nature,2006,442(7104):818-822.

[23] JOHANSSON C B,SVENSSON M,WALLSTEDT L,et al. Neural stem cells in the adult human brain [J]. Experimental Cell Research,1999, 253(2):733-736.

[24] HOLLAND E C,CELESTINO J,DAI C K,et al. Combined activation of Ras and Akt in neural progenitors induces glioblastoma formation in mice [J]. Nature Genetics,2000,25(1):55-57.

[25] GIL-PEROTIN S,LI J D,ZINDY F,et al. Loss of p53 induces changes in the behavior of subventricular zone cells:Implication for the genesis of glial tumors [J]. Journal of Neuroscience,2006,26(4):1107-1116.

[26] AL-HAJJ M,WICHA M S,CLARKE M F,et al. Prospective identification of tumorigenic breast cancer cells [J]. Proceedings of the National Academy of Sciences of the United States of America,2003,100(7):

3983-3988.

[27] FANG D,NGUYEN T K,FINKO R,et al. A tumorigenic subpopulation with stem cell properties in melanomas [J]. Cancer Research,2005,65 (20):9328-9337.

[28] BAPAT S A,MALI A M,KURREY N K,et al. Stem and progenitor-like cells contribute to the aggressive behavior of human epithelial ovarian cancer [J]. Cancer Research,2005,65(8):3025-3029.

[29] JAWORSKA D,KROL W,SZLISAKA E. Prospective identification of tumorigenic prostate cancer stem cells[J]. Cancer Research, 2005, 65 (23):10946-10951.

[30] CHRISTIANSEN J J,RAJASEKARAN A K. Reassessing epithelial to mesenchymal transition as a prerequisite for carcinoma invasion and metastasis [J]. Cancer Research,2006,66(17):8319-8326.

[31] THIERY J P,SLEEMAN J P. Complex networks orchestrate epithelial-mesenchymal transitions [J]. Nature Reviews Molecular Cell Biology, 2006,7(2):131-142.

[32] KALLURI R,NEILSON E G. Epithelial-mesenchymal transition and its implications for fibrosis [J]. Journal of Clinical Investigation,2003,112 (12):1776-1784.

[33] MANI S A,GUO W J,LIAO M J,et al. The epithelial-mesenchymal transition generates cells with properties of stem cells [J]. Cell,2008, 133(4):704-715.

[34] WU Y,ZHOU B P. New insights of epithelial-mesenchymal transition in cancer metastasis [J]. Acta Biochimica Et Biophysica Sinica,2008,40 (7):643-650.

[35] KALLURI R,WEINBERG R A. The basics of epithelial-mesenchymal transition[J]. Journal of Clinical Investigation,2009,119(6):1420-1428.

[36] HILL L,BROWNE G,TULCHINSKY E. ZEB/miR-200 feedback loop: at the crossroads of signal transduction in cancer [J]. International

Journal of Cancer,2013,132(4):745-754.

[37] HAMOSH A. Online Mendelian Inheritance in Man (OMIM),a knowledgebase of human genes and genetic disorders [J]. Nucleic Acids Research,2005,33:D514-D517.

[38] STENSON P D,MORT M,BALL E V,et al. The Human Gene Mutation Database:building a comprehensive mutation repository for clinical and molecular genetics, diagnostic testing and personalized genomic medicine [J]. Human Genetics,2014,133(1):1-9.

[39] HINDORFF L A,SETHUPATHY P,JUNKINS H A,et al. Potential etiologic and functional implications of genome-wide association loci for human diseases and traits [J]. Proceedings of the National Academy of Sciences of the United States of America,2009,106(23):9362-9367.

[40] VIDAL M,CUSICK M E,BARABASI A L. Interactome networks and human disease [J]. Cell,2011,144(6):986-998.

[41] KANDOTH C,VANDIN F,YE K,et al. Mutational landscape and significance across 12 major cancer types [J]. Nature,2013,502(7471):333.

[42] MARTINCORENA I,Campbell P J. Somatic mutation in cancer and normal cells [J]. Science,2016,353(6295):132-132.

[43] HUANG S,ERNBERG I,KAUFFMAN S. Cancer attractors:a systems view of tumors from a gene network dynamics and developmental perspective [J]. Seminars in Cell & Developmental Biology,2009,20(7):869-876.

[44] LI C H,WANG J. Quantifying the Landscape for Development and Cancer from a Core Cancer Stem Cell Circuit [J]. Cancer Research,2015,75(13):2607-2618.

[45] LI C,WANG J. Quantifying the underlying landscape and paths of cancer [J]. Journal of the Royal Society,Interface/the Royal Society,2014,11(100):20140774.

[46] BLANCAFORT P,JIN J,FRYE S. Writing and rewriting the epigenetic

code of cancer cells: from fngineered proteins to small molecules [J]. Molecular Pharmacology,2013,83(3):563-576.

[47] LIU S,FOCO H,KLEER C G,et al. BRCA1 regulates human mammary stem/progenitor cell fate [J]. Proceedings of the National Academy of Sciences of the United States of America,2008,105(5):1680-1685.

[48] HU G,GONG D C,WEN X D,et al. Stochastic resonance in a nonlinear-system driven by an aperiodic force[J]. Physical Review A,1992,46 (6):3250-3254.

[49] WANG J,XU L,WANG E K. Potential landscape and flux framework of nonequilibrium networks:Robustness,dissipation,and coherence of biochemical oscillations [J]. Proceedings of the National Academy of Sciences of the United States of America,2008,105(34):12271-12276.

[50] WANG J,LI C H,WANG E K. Potential and flux landscapes quantify the stability and robustness of budding yeast cell cycle network [J]. Proceedings of the National Academy of Sciences of the United States of America,2010,107(18):8195-8200.

[51] WODKIEWICZ K. Handbook of stochastic methods-gardiner,cw[J]. Journal of the Optical Society of America B-Optical Physics,1984,1 (3):409-409.

[52] WANG J. Landscape and flux theory of non-equilibrium dynamical systems with application to biology [J]. Advances in Physics,2015,64(1): 1-137.

[53] QIAN H. Mesoscopic nonequilibrium thermodynamics of single macro-molecules and dynamic entropy-energy compensation [J]. Physical Review E,2002,65(1):016102.

# 第 2 章　癌症及癌症的转移和分化间的关系与深层机制

癌症是目前最危险、致死率最高的疾病之一。癌症死亡率很高,已经引起广泛的关注。在癌症的研究中,癌症的转移和复发是癌症治愈的两大难题。很多研究表明,癌症的转移与上皮间质转分化过程有关。在癌症发展过程中,原发肿瘤的一些癌细胞可能会重新激活。一种被称为上皮间质转分化(EMT)的潜在胚胎程序,被认为是参与肿瘤的侵袭和转移的必要步骤。通过EMT 过程,转化的上皮细胞可以获得间充质细胞的性状,这个过程有助于癌症细胞的转移。个体癌症具有间充质表型的细胞具有穿越内皮屏障的能力从而通过血液或淋巴液进行转移。一旦癌细胞到达外部组织,它们不再遇到它们在原发肿瘤中经历的信号,将通过间充质-上皮转化(MET)过程转化为上皮表型,从而在其他组织扎根下来。

癌症干细胞与癌症的复发和抗药性有着重要的关系。癌症干细胞的概念最早是在血液系统恶性肿瘤中提出的(骨髓瘤和白血病),只有很小部分(1%～4%)的癌细胞被观察到广泛增殖分布并形成菌落。目前,越来越多的证据均支持癌症是由一群自我更新的癌症干细胞驱动的观点。在造血系统[1]和实体瘤中(包括脑癌[2],乳腺癌[3],头颈部癌症[4],结肠癌[5],肺癌[6],前列腺癌[7],还有卵巢癌)均有发现。癌症干细胞有能力进行自我更新,获得耐药性,独立锚定,然后迁移。它们能产生多种肿瘤细胞并保持长期增长和自我更新,以维持相关细胞的数量。

但是目前的研究很少有将三者结合起来,进行全局系统的研究的。在本章中,我们旨在全局地、系统地分析癌症、癌症发展和癌症转移的物理机制;探索癌症、癌症干细胞和上皮间质转分化之间的联系;系统和定量地研究癌症的生长、分化和转移的方式。

首先,我们从构建核心基因调控网络开始。为了描述动态过程的关键点,一些特殊的包括癌症、癌症干细胞和上皮间质转分化的基因和微小 RNA 被引入网络中。通过实验文献的阅读,得到与癌症、癌症干细胞、上皮间质转分化相关的重要基因及微小 RNA。进一步通过实验文献的验证,获得基因及微小 RNA 之间的相互作用关系,从而构建与之相关的基因调控网络。在大量临床数据中可以得到每个基因通常在癌症状态和正常状态下基因表达量的特征,并且查找到这些基因在生物体内反应变化的反应速率、降解速率、生成速率等重要反应参数。

基于大量的实验数据,我们开始着手构建癌症、癌症干细胞、上皮间质转分化相关的基因调控网络的反应模型,通过模拟算法,将实验数据拟合到我们的模型中,以期待我们的模型能最大程度模拟生物环境及生物反应过程。从而得到具有实际意义的理论模型。

模型构建成功后,通过动力学分析,构建相关的能量地貌图来给出癌症、癌症干细胞和上皮间质转分化的全局系统的关联性。在能量地貌图中共出现了七个稳态,分别是:正常态、癌前态、干细胞态、癌症干细胞态、发炎态和增生态。我们通过基因表达水平和生物学功能来确认这些癌态的定义。同时,我们也讨论了这些状态的转移能力。在能量地貌图中,从正常状态到癌症状态有三种途径。两条动力学路径连接癌症干细胞状态显示癌症干细胞的两个来源过程。状态之间的最佳路径和势垒高度可以说明哪些细胞通过什么方式能够转化为癌症状态,从而解释了为什么癌症会如此难以治疗。这项工作可以帮助我们理解癌症的发生发展过程,理解癌症形成的物理机制,在临床对癌症的治疗具有非常有价值的参考意义。

## 2.1 Gillespie 随机仿真算法及模型的构建

### 2.1.1 Gillespie 随机仿真算法

通常通过数学方法描述空间同源化学系统的时间行为有两种形式:一种

是确定性方法,时间演化可以看成一个完全可预测、连续的过程,由一组常微分方程("反应速率方程")来控制;随机方法将时间演化看作是一种单变量随机游动过程。动力学理论论证表明化学动力学的随机公式与确定性公式相比,具有更坚实的物理基础,但是在现有的计算能力下,随机主方程在数学上通常是很难计算的。另一种方法则是相对易处理的计算方法,它不必直接处理主方程,而是在随机公式的框架内进行精确的数值计算。

由于复杂的生化反应系统通常是很难求解的,因此需要产生足够多的样本空间,通常定义为一个系综(ensemble),则可以通过数学统计的方法来得到概率密度函数随时间演化的过程。Gillespie 算法[8]是一种基于蒙特卡洛的随机仿真模拟算法。通过逐一模拟系统中每一个即将发生的化学反应,从而来达到模拟整个系统状态演化的过程。

我们使用 Gillespie 算法获得蛋白质结合/解离的随机分布时间。在生物化学系统中,任何时候都会发生反应。因此,系统状态的变化必然是一个复杂的动力学过程。蛋白质调节有 $M$ 个反应 $\{R_1, R_2, \cdots, R_M\}$[9-11]。每个反应 $R_\mu$ 对应一个倾向函数 $a_\mu$。$a_\mu(x)\mathrm{d}t$ 定义为:对于给定的 $X(t) = x$,$R_\mu$ 在时间内反应一次的概率 $(t, t + \mathrm{d}t)$。一般来说,很难准确描述倾向函数 $R_\mu$。我们可以得到一个近似的描述:$a_\mu(x) = c_\mu \prod\limits_{k=1}^{N} C_{x_k}^{m_k}$。$c_\mu \prod\limits_{k=1}^{N} C_{x_k}^{m_k}$ 是分子 $S_k$ 参与反应的概率 $R_\mu$。$x_k$ 的值表示 $S_k$ 的总数,$m_k$ 表示参与反应的反应物的数量。$k$ 标记的是参与化学反应的不同化学物质。$c_\mu$ 是化学反应的常数,可以通过实验得到。由于细胞内蛋白质分子数的内在波动和变化,我们探索了每一个蛋白质结合/解离步骤的随机动力学时间,并相应地改变了蛋白质分子数,即 $c_\mu \prod\limits_{k=1}^{N} C_{x_k}^{m_k}$。

系统的概率密度函数可描述为:$P(\tau, \mu; x) = P_0(\tau, x) \cdot a_\mu(x)\mathrm{d}\tau$。$P_0(\tau, x)$ 表示特定系统在一个时间间隔 $(t, t + \tau)$ 内不会反应的概率。$a_\mu(x)\mathrm{d}\tau$ 表示反应在一个时间间隔 $(t + \tau, t + \tau + \mathrm{d}\tau)$ 内发生反应的概率 $R_\mu$。

算法的主要步骤如下:

(1)初始化:$X(0) = x_0$,设置初始时间 $t = 0$。

(2)计算反应速率:$a_\mu = a_\mu(x)(\mu = 1, \cdots, M)$,并设置 $a_0 = \sum\limits_{\mu=1}^{M} a_\mu$。$a_\mu$ 是每

个反应的化学反应$R_\mu$的反应速率。

（3）根据概率密度函数生成随机对$(\tau,\mu)$，

$$P(\tau,\mu) = \begin{cases} a_\mu e^{-a_0(x)\tau}, & \text{如果 } 0 \leqslant \tau \leqslant \infty \text{ 且 } \mu = 1,\cdots,M \\ 0, & \text{其他} \end{cases}$$

（4）设置$t=t+\tau$，根据反应$R_\mu, X_i \to X_i + v_\mu$，其中，$v_\mu$表示单次反应中，分子$X_i$的净变化数。发生一次谬反应，分子$X_i$增加或减少了多少，增加值为正，减少值为负。更新分子数。

（5）返回步骤（2）。

仿真结果将进一步得到实验数据的验证。如果结果与实验数据一致，则可以成功地建立模型。否则，说明模型仍然偏离实际情况，并将继续调整模型。

算法流程如图 2.1 所示。

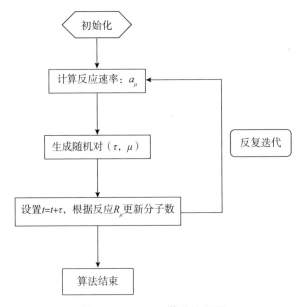

**图 2.1 Gillespie 算法流程图**

## 2.1.2　模型构建

我们首先构建基因调控网络，为了使基因调控网络具有可靠性，我们通过文本挖掘的方法来找到癌症、癌症干细胞和上皮间质转分化过程的重要基因和在调控过程中非常重要的微小 RNA。如图 2.2 所示。

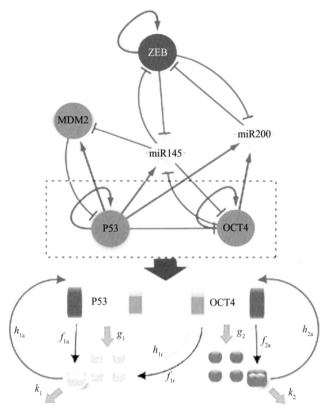

**图 2.2　基因调控网络**

该图包括 6 个结点,16 个调控关系(9 个抑制调控,7 个促进调控)。菱形结点为相关的微小 RNA,圆形的结点代表基因。其中,橘色圆形结点为癌症相关基因,粉色圆形结点为干细胞相关基因,紫色圆形结点为转移相关基因。$h$ 为蛋白质绑定到指定基因调控位点的速率,$f$ 为蛋白质从基因调控位点的解离速率,$g$ 为蛋白质的合成速率,$k$ 为蛋白质的降解速率。紫色的 ZEB 基因是转移的相关基因,很多研究表明它与癌症的转移有关。ZEB 家族包括 ZEB1 和 ZEB2。在结肠癌和子宫癌中 ZEB1 的突变被大量检测出来[12]。ZEB2 则与胰腺癌[12]、鳞状细胞癌、胃癌和膀胱癌有关[13]。橘色的结点为 MDM2 和 P53。这两个基因是非常重要癌基因。P53 被发现与乳腺癌等非常致命的癌症有关[14]。P53 有"基因组卫士"的称号,DNA 修复、细胞周期调控和细胞凋亡等都与之有着密切关系[15]。MDM2 与宫颈癌、胰腺癌、乳腺癌有关。

MDM2 的主要作用是负责 DNA 损伤的信号传导[16],并且负责代谢调控[17]。OCT4 是干细胞的标志性基因,具有介导细胞表型自我更新和干细胞特性的作用[18]。miR-200 与 ZEB1 在癌症转移中是一个非常重要的调控[19]。miR-200 和 miR-145 均是非常重要的调控因子,与很多生长信号如钙黏蛋白(E-cadherin)、表皮生长因子(TGF-β)有关[20]。各个基因及微小 RNA 的功能如表 2.1 所示。

表 2.1 基因的功能

| 基因 | 功能 |
|---|---|
| TP53 | 抑癌基因[21] |
| MDM2 | 癌基因,抑癌基因[22] |
| ZEB | ZEB1 和 ZEB2 在胚胎发育及癌症的 EMT 过程中是非常重要的调整因子[23] |
| OCT4 | 维持干细胞的分化及自我更新功能[24] |
| miR-200<br>miR-145 | 上调的 miR-200 和下调的 miR-145 能促进细胞的自我更新和迁移[25] |

基因调控网络的相互作用关系如表 2.2 所示,其中,"a"代表的是促进(activation)的调控关系,"r"代表的是抑制(repression)的调控关系。

表 2.2 基因调控网络的相互作用关系

| Source 基因 | Target 基因 | 调控关系 | 实验文献 |
|---|---|---|---|
| TP53 | MDM2 | a | [26] |
| TP53 | TP53 | a | [27] |
| TP53 | miR-200 | a | [28] |
| MDM2 | TP53 | r | [29] |
| OCT4 | OCT4 | a | [30] |
| OCT4 | miR-200 | a | [31] |

续表

| Source 基因 | Target 基因 | 调控关系 | 实验文献 |
|---|---|---|---|
| OCT4 | miR-145 | r | [32] |
| miR-145 | OCT4 | r | [33] |
| miR-145 | MDM2 | r | [34] |
| miR-145 | ZEB | r | [35] |
| ZEB | ZEB | a | [36,37] |
| ZEB | miR-200 | | [38] |
| ZEB | miR-145 | r | [37] |
| miR-200 | ZEB | r | [38] |

在这个基因调控网络中,我们可以看到有调控关系:ZEB-|miR-145-|OCT4 和 OCT4-|miR-145-|ZEB。这说明 ZEB 促进(→)OCT4,OCT4 促进(→)ZEB。所以转移(metastasis)与干细胞特性(stemness)是互相促进的。转移可以诱发干细胞特性,而干细胞特性也能诱发转移。这些调控关系:OCT4-|miR-145-|MDM2,MDM2-|P53-|OCT4 和 ZEB-|miR-145-|MDM2 说明 OCT4 有效地促进(→)MDM2。正如我们所知,MDM2 是一个癌基因。所以干细胞特性和转移能诱发癌症,而且癌症也能诱导产生干细胞特性。这些调控关系:ZEB-|miR-145-|MDM2 和 MDM2-|P53→miR-145-|ZEB 可以说明 ZEB 能有效促进(→)MDM2,并且 MDM2 有效的促进(→)ZEB,说明转移和癌化可以互相促进。从基因调控的网络图中,我们可以看到部分癌症、干细胞特性和转移三者之间的关系。

为了准确地描述整个系统所反应的生物学过程,我们设置了一系列的参数,来描述反应过程。下面我们给出随机过程中的化学反应方程:

$$(n)\text{P} \xleftrightarrow{g/k} (n+1) \tag{1}$$

$$g_\text{A}^0 + (n+1)\text{A} \xleftrightarrow{h_{1A}/f_{1A}} g_\text{A}^1 + (n)\text{A} \tag{2}$$

$$g_\text{B}^{\alpha_0} + (n+2)\text{B} \xleftrightarrow{h_{2A}/f_{2A}} g_\text{B}^{\alpha_1} + (n)\text{B} \tag{3}$$

$$g_\text{C}^{\alpha\beta_0} + (n+4)\text{C} \xleftrightarrow{h_{3A}/f_{3A}} g_\text{C}^{\alpha\beta_1} + (n)\text{C} \tag{4}$$

其中的 $\alpha_0$ 表示在调控位点 $\alpha$ 解离二倍体蛋白质(蛋白质 B);$\alpha_1$ 表示在调控位点 $\alpha$ 绑定二倍体蛋白质(蛋白质 B);$\alpha\beta_0$ 表示在调控位点 $\alpha,\beta$ 解离四倍体蛋白质(蛋白质 C);$\alpha\beta_1$ 表示在调控位点 $\alpha,\beta$ 绑定四倍体蛋白质(蛋白质 C)。这里 P 代表一个蛋白质(protein)。我们用参数 $g$ 来表示蛋白质的合成速率(protein synthesis rate),参数 $k$ 来表示蛋白质的降解速率(protein degradation rate),参数 $h$ 来表示蛋白质绑定到指定基因位点的速率(binding rate),$f$ 表示蛋白质从基因位点解离的速率(unbinding rate)。其中,蛋白质的合成速率由合成该蛋白的基因有多少个调控位点决定。$g_A$($g_B$,$g_C$)代表不同的蛋白质,和调控类型决定的。其中,蛋白质的合成速率由合成该蛋白的基因有多少个调控位点和调控类型决定的。$g_A$ 有一个调控位点,这个调控位点可以绑定单倍体蛋白质(蛋白质 A)。$g_B$ 有两个调控位点,其中一个调控位点是绑定二倍体蛋白质(蛋白质 B)的调控位点。$g_C$ 有 3 个绑定位点,其中一个调控位点是四倍体蛋白质的绑定位点。基因的上标 $\alpha,\beta$ 代表一个调控位点。"0"和"1"代表的是解离和已绑定的状态。

每个调控位点有 2 种状态,即绑定状态和解离状态。所以,如果一个基因有 $n$ 个调控位点,那么它的蛋白质合成速率将会是有 $2^n$ 种。合成速率受两个参数影响,一个是促进参数 $\lambda_a$ 会使蛋白质的合成速率加快,以及一个抑制参数 $\lambda_r$ 会使蛋白质的合成速率降低,如果一个基因有 2 个基因绑定位点,一个是促进位点,一个是抑制位点,那么它将会有 4 种合成速率,分别是:$g_{00}$,$g_{01} = g_{00} \times \lambda_a$,$g_{10} = g_{00} \times \lambda_r$,$g_{11} = g_{00} \times \lambda_a \times \lambda_r$。我们还定义了平衡常数:$X_{eq} = \dfrac{f}{h}$,定义了绝热系数:$\omega = \dfrac{f}{k}$。绝热系数是用来量化一个蛋白质在其生命周期中,处于非绑定状态的时间的。如果 $\omega$ 的值很大,说明与蛋白质的绑定解离速率相比,调控速率相对快,这时处于绝热状态。如果 $\omega$ 值很小,说明与蛋白质的绑定解离速率相比,调控速率相对慢,这时处于非绝热状态。在这个模型中,我们设置降解系数 $k = 1$,合成初始速率 $g_0 = 50$,促进参数 $\lambda_a = 8$,抑制参数 $\lambda_r = 0.5$,绑定速率(促进位点)$h_a = 2$,绑定速率(抑制位点)$h_r = 1.875$。在这个模型中,我们主要讨论绝热的情况,即 $\omega = 1\,000$。

# 2.2　能量地貌图中各个态的定义、转移能力的分析及动力学路径的量化

## 2.2.1　各个态的定义及转移能力分析

在我们的基因调控网络中一共有 6 个结点。从一个 6 维空间中来展示能量地貌图是一件很困难的事。为了清楚地表示，我们将从 3 个维度来展示能量地貌图，分别是 P53、OCT4 和 ZEB。这 3 个维度分别刻画了癌症（P53）、干细胞特性（OCT4）和 EMT 即转移（ZEB）特性三个层面。P53 是一个抑癌基因，如果一个细胞在正常的状态下，其 P53 的基因表达量则处于一个较高的表达水平。P53 的基因表达量低可以视为是一个癌变的特征[39,40]。OCT4 是一个干细胞相关的重要基因，很多实验都能够证明 OCT4 在细胞的自我更新过程中起到重要作用，也在细胞分裂、分化以及重编程（reprogram）过程中起非常关键的作用[41]。OCT4 的基因表达量高说明细胞具有很强的自我更新及修复能力、多种分化的潜力及很强的分化能力。ZEB 是 EMT 过程中非常重要的基因。ZEB 的表达量升高可以促进 EMT 过程，而 EMT 过程是转移的重要步骤[42]。ZEB 的基因表达量的高低从一定程度说明癌症转移能力的强弱。

图 2.3 展示了癌症转移及分化的三维能量地貌图，以及动力学路径。图中有 7 个稳态，分别是正常态（normal），干细胞态（SC），癌症干细胞态（CSC），发炎态（lesion），增生态（hyperplasia），癌前态（premalignant），以及癌症态（cancer）。在正常态中，P53 的基因表达量比较高，而 OCT4 和 ZEB 的基因表达量比较低。这说明如果一个细胞处于正常态，那么它具有正常细胞的功能，但是不具有类似干细胞的功能（如自我更新、分化及重编程的能力）。它也不具备转移（癌症）的能力。这与基因调控也是相吻合的，OCT4 和 ZEB 互相促进，而且都抑制 P53（ZEB-|miR-145-|OCT4，OCT4-|miR-145-|ZEB，这些调控可以被看成 OCT4 和 ZEB 互相促进。ZEB-|miR-145-|MDM2-|P53 可以看

成 ZEB-|P53,OCT4-|miR-145-|MDM2-|P53 可以看成 OCT4-|P53)。所以当 OCT4 和 ZEB 都是低表达的时候,他们的抑制作用对于 P53 是低的,导致了 P53 的高表达。基因表达量说明了细胞现在处于正常的功能状态,没有转移和自我更新的能力。

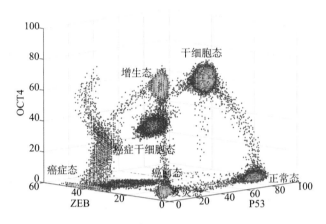

**图 2.3 癌症转移及分化的三维能量地貌图**

在发炎态中,P53、OCT4 和 ZEB 的基因表达量都比较低。OCT4 和 ZEB 表达量低说明在这个态下的细胞此时不具有类似干细胞的功能(如自我更新、分化及重编程的能力)。它也不具备转移(癌症)的能力。P53 的表达量较低说明细胞此时不处于正常的功能状态。这可能是由于发炎、pH 异常或者缺氧等原因造成的。这也与基因调控是相吻合的,OCT4 和 ZEB 互相促进(ZEB-|miR-145-|OCT4,OCT4-|miR-145-|ZEB,这些调控可以被看成 OCT4 和 ZEB 互相促进)。所以 OCT4 和 ZEB 都是低表达的原因,与上一段的原因一致。同时,MDM2 抑制 P53 而 P53 促进 MDM2。如果 MDM2 的表达量低,那么 P53 的表达量就高,MDM2 的表达量高,P53 的表达量就低。而前面情况对应于正常态,后面的情况对应于发炎态。基因表达量说明了细胞现在不处于正常的功能状态,并且没有转移和自我更新的能力。

在增生态中,与发炎态相比,P53 和 ZEB 的基因表达量都比较低,OCT4 的基因表达量很高。OCT4 的表达量高说明细胞此时具有类似干细胞的功能,如自我更新、分化及重编程的能力。增生态可以看成是由于细胞损伤不断地积累,组织已经启动自我修复机制来修复受损的细胞。在这个过程中,

OCT4 基因起着非常重要的作用来进行 DNA 复制和自我修复[43]。ZEB 表达量较低能够说明细胞此时不具备转移(癌症)的能力。P53 的表达量较低能够说明细胞此时不处于正常的功能状态。这也与基因调控是相吻合的,OCT4 的表达量高导致了 P53 的表达量低(OCT4 抑制 P53),OCT4 也抑制 ZEB,从而导致 ZEB 的低表达(OCT4→miR200-|ZEB)。OCT4 可以促进,从而保持较高的基因表达量。从这三个基因的基因表达量的高低情况,可以说明细胞现在不处于正常的功能状态,并且没有转移能力但具备自我更新和修复的能力。我们认为增生态是不具备转移能力的肿瘤。当细胞处于发炎和增生态的时候,细胞都具有一定程度的损伤,因为 P53 的基因表达值很低。通常,通过细胞的自我修复机制,处于这两个状态的细胞都能较容易地回到正常态,因为 ZEB 的表达量很低,转移还没有发生。我们认为没有发生转移的肿瘤(原位癌)是处于这一个状态的,因为在癌症的重要特征(hallmarks of cancer)中指出肿瘤具有的一个特征就是在局部组织中过度生长。然而,肿瘤如果没有转移是不会导致死亡的,如果肿瘤一旦转移,它就进入了癌症状态。

在癌症状态,ZEB 的基因表达量很高,而 P53 和 OCT4 的基因表达量低。如我们所知,在癌症状态,具有“基因组卫士”之称的 P53 的表达量很低,但是转移的能力是非常明显的(ZEB 的基因表达量高)。而且,如果癌症细胞已经处于最终分化完成的阶段,那么它已经不具备分化能力了,所以其干细胞特性也不会明显,因此 OCT4 的基因表达量低。这与基因调控网络中的调控关系也是一致的。ZEB 抑制 P53,ZEB 的高表达会导致 P53 的表达量降低。P53 和 OCT4 的基因表达量很低,所以即使他们都抑制 ZEB,也不能影响 ZEB 的高表达。通过基因表达量的高低,可以说明细胞处于癌症状态时具有明显的癌症和转移特征。所以癌症状态视为具有转移能力的肿瘤。

癌前状态是一个在癌症态和正常态的中间状态。在癌前状态,与正常状态的基因表达量相比,P53 的基因表达量开始降低,而 ZEB 的基因表达量开始升高。这说明当细胞从正常态向癌症态过度时,其癌症和转移特征都变得越来越明显了。由于癌前状态的转移能力是处于一个中间状态,所以它的转移能力也是介于正常细胞和癌症细胞之间的。而且,ZEB 的基因表达量处于中间水平,可以说明上皮间质转分化过程也处于一个中间状态,我们称作混合上皮/间质态[a hybrid epithelial/mesenchymal（E/M）state][9,44]。这也是与基因调控网络中的调控相吻合的。相对升高的 ZEB 基因表达，ZEB 抑制 P53，从而使得 P53 的基因表达量降低。OCT4 的基因表达量的升高，是由于 ZEB 的促进作用，使其基因表达量升高。基因表达量说明细胞处于癌前状态时具有一定的癌症和转移特征。所以癌前状态视为具有较弱转移能力并是发生病变的细胞。

在干细胞状态，P53 和 OCT4 的基因表达量很高，ZEB 的基因表达量低。干细胞状态拥有干细胞的活性，所以 OCT4 的表达量很高。P53 的表达量高说明处于干细胞状态的细胞拥有正常的细胞功能。ZEB 的表达量低说明处于干细胞状态的细胞不具备转移的能力。这与基因调控网络中的调控是相吻合的。当 OCT4 和 ZEB 都具有高的基因表达量的时候，是因为它们之间的相互促进作用。而它们的抑制作用导致了 P53 的低表达。当 ZEB 的表达量低的时候，对 P53 的抑制作用也变低。所以 P53 的表达量升高。而高表达的 P53 对 OCT4 有抑制作用，同时 OCT4 有自我促进的调控。OCT4 还具有一个调控路线（OCT4→miR200-|ZEB），分子的浓度决定了哪条路径是起主要作用的。如果 miR-200 的浓度高，则说明抑制作用起主要作用。所以这条路径的抑制作用可导致 ZEB 处于一个低表达量。基因表达量说明了细胞处于干细胞状态时，具有正常状态的细胞功能、很强的干细胞特性（自我更新和分化能力），以及很低的转移特性。

在癌症干细胞状态，OCT4、P53 和 ZEB 的基因表达量都处于一个中间状态。细胞处于一个干细胞和癌症状态的中间位置。癌症干细胞可以表现出一定的癌化特征（P53 的基因表达量降低），也具备干细胞的自我更新和分化能力（OCT4 的基因表达量居中），同时也具有一定的转移能力（ZEB 的基因表达量的升高）和中间 E/M 态表型（partial EMT phenotype）。这与基因调控网络中的调控是相吻合的。当 OCT4 和 ZEB 都具有高的基因表达量的时候，是因为他们之间的相互促进作用，而他们的抑制作用导致了 P53 的低表达。基因表达量说明了细胞处于癌症干细胞状态时，具有一定的癌化特征、一定的干细胞特征、一定的转移能力以及中间 E/M 态表型（partial EMT phenotype）。所以癌症干细胞状态是具有一定的转移和干细胞特性的肿瘤[45]。

我们将能量地貌图的投影与肺癌(liver hepatpcellular carcinoma,LIHC)和结肠癌(colon adenocarcinoma,COAD)数据进行了比对。这些数据是从 TCGA 数据库下载的。为了更好地观察实验数据,我们挑选了 3 组基因,分别是 19 个癌症相关基因,11 个干细胞相关基因及 10 个 EMT 相关基因及微小 RNA。各组基因或微小 RNA 如表 2.3 所示。

表 2.3　三组基因或微小 RNA

| 癌症相关基因 | 干细胞相关基因 | EMT 相关基因及微小 RNA |
|---|---|---|
| MDM2 | NANOG | HIF1A |
| BRCA1 | SOX2 | miR-200a |
| BRCA2 | GATA6 | miR-200b |
| ERBB2 | KLF4 | miR-200c |
| ATR | GDF3 | miR-141 |
| E2F1 | ZIC3 | miR-429 |
| CDK2 | PBX1 | miR-34c |
| CHEK1 | TDGF1 | miR-34b |
| CHEK2 | ZFP42 | BACH1 |
| ATM | FOXD3 | LIN28 |
| AKT1 | HGF | HGF |
| PTEN | | |
| EGFR | | |
| NFKB1 | | |
| NFKB2 | | |
| BAX | | |
| BAD | | |
| CDK1 | | |

miR-200 是由 miR200a、miR200b 及 miR200c 组成的。miR-145 是由 miR141 及 miR429 组成。

我们选择这些基因的主要原因是由于这些基因为我们主成分分析中的 3 个基因或者微小 RNA 的下游基因。因为我们的数据为 RNA-seq 数据。

RNA-seq 数据可以说明基因的转录水平的数据。基因表达量(蛋白质的浓度)
反映了翻译水平的数据。由于磷酸化、乙酰化等因素,RNA-seq 数据可能不会
直接反映这些基因的激活水平。如果直接用单独基因的 RNA-seq 数据,我们
以 P53 为例,下游基因的转录水平直接由上游基因的蛋白质激活程度决定(翻
译水平)。所以表 2.4 中的 18 个基因的转录数据能从一些方面反映 P53 的转
录水平。这 18 个基因也同样是与癌症相关的基因。

**表 2.4　P53 及下游基因相互作用关系**

| 基因名称 | 下游基因 | 调控关系 | 实验文献或相关调控 |
| --- | --- | --- | --- |
| P53 | MDM2 | a | [26] |
| | BRCA1 | r | [46] |
| | BRCA2 | r | [47] |
| | ERBB2 | | P53-EGFR-REBB2 |
| P53 | ATR | a | P53→BRCA1→ATR |
| | E2F1 | r | [48] |
| | CDK2 | r | P53-|P21→CDK2 |
| | CHEK1 | r | [49] |
| | CHEK2 | r | [50] |
| | ATM | a | [51] |
| | AKT1 | r | [52] |
| | PTEN | a | [53] |
| | EGFR | a | [54] |
| | NFKB1 | r | [55] |
| | NFKB2 | r | [55] |
| | BAX | r | [56] |
| | BAD | a | [57] |
| | CDK1 | a | [58] |

表 2.5 和表 2.6 当中的基因和微小 RNA 也是同样道理,它们是与干细胞
和转移相关的基因和微小 RNA。

表 2.5　OCT4 及下游基因相互作用关系

| 基因名称 | 下游基因 | 调控关系 | 实验文献或相关调控 |
|---|---|---|---|
| OCT4 | NANOG | a | [59] |
| | SOX2 | a | [60] |
| | GATA6 | r | [61] |
| | KLF4 | a | [60] |
| | GDF3 | a | OCT4-TGFβ-GDF3 |
| | ZIC3 | r | [62] |
| OCT4 | PBX1 | a | OCT4-TGFβ-PBX1 |
| | TDGF1 | a | [63] |
| | ZFP42 | r | [64] |
| | FOXD3 | a | [65] |

表 2.6　ZEB 及下游基因相互作用关系

| 基因名称 | 下游基因 | 调控关系 | 实验文献或相关调控 |
|---|---|---|---|
| ZEB | HIF1A | a | [66] |
| | miR200a | r | [67] |
| | miR200b | r | [66] |
| | miR200c | r | [67] |
| | miR141 | r | [66] |
| | miR429 | a | ZEB-miR200a-miR429 |
| | miR34c | r | ZEB-miR141-miR34c |
| | miR34b | r | ZEB-miR141-miR34b |
| | BACH1 | a | ZEB-HIF1A-BACH1 |
| | LIN28 | a | ZEB-miR145-LIN28 |
| | HGF | r | ZEB-HIF1A-HGF |

接着我们运用主成分分析(principal component analysis,PCA)分析了 3 组实验数据。通过选择每一组的第一主成分,将整个 RNA-seq 实验数据降维

为三维数据。

图 2.4 中,图(a)为能量地貌图投影到 $X$ 和 $Y$ 轴的投影。图(b)和(c)展示了数据(LIHC)的分类及其原始粗数据的分类图。图(d)是能量地貌图投影到 $Y$ 和 $Z$ 轴的投影。图(e)和(f)展示了数据(COAD)的分类及其原始粗数据的分类图。在图 2.4 中,(b)(c)(e)(f)是 RNA-seq 的数据通过主成分分析对第一主成分的呈现。图(a)中,是我们的能量地貌图在 $X$ 轴和 $Y$ 轴的投影。癌症干细胞态与癌前态重合,发炎态与增生态重合。我们能看到 5 个稳态:正常态、癌前态(癌症干细胞态)、癌症态、增生态(发炎态)和干细胞态。在图(b)中,将数据聚了五类与这五个态一一对应。图(d)是能量地貌图投影到 $Y$ 轴和 $Z$ 轴的图。由于正常态与发炎态重合,增生态与干细胞态重合,癌症态与癌前态相连,所以我们可以看到四个稳态,分别是:正常态(发炎态)、增生态(干细胞态)、癌症态(癌前态)和癌症干细胞态。在图(e)中,将数据聚了四类,与这四个态一一对应。图(c)和图(f)分别是 LIHC 和 COAD 数据的原始粗数据的聚类,用来与图(b)和图(e)进行对比印证。图(b)中的正常态(normal)的位置与图(c)吻合。图(e)中的正常态(normal)的位置与图(f)吻合。从而可以说明我们能量地貌的稳态的分布是与实验数据相符的。

图(c)(d)(e)(f)为多基因降维后的数据,$X$、$Y$ 轴为降维后的新坐标轴,故 $X$、$Y$ 轴无单位。

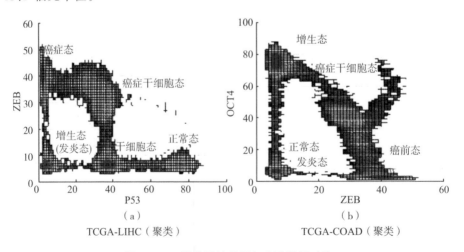

TCGA-LIHC(聚类)      TCGA-COAD(聚类)

图 2.4　三维能量地貌图与实验数据对比

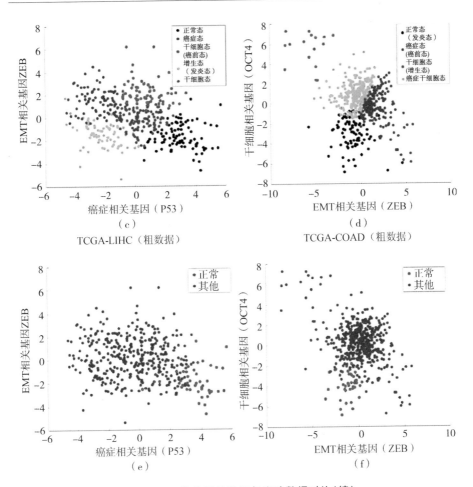

图 2.4　三维能量地貌图与实验数据对比(续)

## 2.2.2　稳态与稳态之间的动力学路径分析

在能量地貌图中,刻画了一些主要的动力学路径。随着 ZEB 表达量的升高。连接干细胞态和癌症干细胞态,以及癌症干细胞态和癌症态之间的动力学路径不能被忽视掉。这两条路径能够说明癌症干细胞的来源:第一个来源路径是从干细胞的癌变而来,干细胞本身具备自我更新和分化能力,可以非对称分裂为一个干细胞和一个体细胞。不过,如果一个干细胞产生癌变,发生了不受控制的无限分裂,并且保持着本来的干细胞的特性,那么它将演变成一个癌症干细胞,从而非对称分裂为一个癌细胞和一个癌症干细胞[68,69]。另一个来源路径则是从癌细胞获得了干细胞特性而来。少数的癌细胞获得了自我更新及分化的能力，即干细胞特性，并且在其子代中有所体现[70]。很多实验都已经证明，彻底分化了的癌细胞在一定的表观遗传条件下，可以获得干细胞的特性[71]。这些像干细胞一样的癌细胞驱动癌细胞的生长和转移，被称为癌症干细胞。许多报道指出，癌细胞在上皮间质转分化（EMT）过程下，很容易获得干细胞的特性[72]。这个也可以看出上皮间质转分化过程与癌症干细胞之间的联系。这些可以在造血系统[1]、脑瘤和乳腺癌中得到实验证明。

从能量地貌图中我们可以看到，连接正常态和癌症态的路径不止一条。从能量地貌图上我们可以找到三条。第一条是从干细胞态到癌症干细胞态到癌症态。干细胞癌化变为了癌症干细胞。癌症干细胞继承了很多干细胞的特性，如自我更新和分化能力。而且，癌症干细胞还具有很多癌症特征，如无限制的生长和转移。癌症干细胞可以非对称分裂为癌细胞和癌症干细胞，所以癌症干细胞被称为癌种子。这个路径包含了干细胞和转移。当细胞处于干细胞状态时，P53 和 OCT4 的基因表达量高，ZEB 的基因表达量低。说明细胞处于健康的状态，并具有干细胞活性，但是不具备转移能力的状态。当细胞处于癌症干细胞状态时，P53 和 OCT4 的基因表达量降低，ZEB 的基因表达量升高，说明细胞的癌化特征变强，转移能力增加，并且仍具备一定的干细胞活性。这说明癌症干细胞状态已经发生癌变，并且具有一定的转移能力。

第二条路径是从正常态到癌前态到癌症态这条路径。这条路径可以看成是一条癌变的路径。在这条路径上 P53 的基因表达量降低，ZEB 的基因表达量升高。这说明细胞不仅仅发生癌变，同时也产生了转移能力的变化。这条路径上，癌前态是转移能力处于中间状态的位置。细胞处于正常态时，P53 的表达量高，OCT4 和 ZEB 的基因表达量低。说明细胞处于一个健康状态，不具备干细胞活性和转移能力。当细胞处于癌前态时，P53 的基因表达量降低，ZEB 的基因表达量升高。这说明细胞具备了一部分的癌症特征和转移能力。

第三条路径是从正常态到发炎态到增生态到癌症态。这条路径可以看成是一个正常细胞经历了发炎，从而获得了细胞增殖增生的能力，又经历了转移过程，最终进入癌症状态的过程。一些实验表明，细胞发炎通常发生在增生之前[73]。当细胞的增生积累到一定的程度，细胞又具备了转移的能力，则最终转入癌症态。这条路径具备了干细胞特性和转移能力的变化。细胞处于发炎态时,细胞不是正常的健康状态,并且不具备干细胞特性和转移的能力。因为 P53、ZEB、OCT4 的基因表达量都低。当细胞处于增生态时,OCT4 的基因表达量升高,其他两个基因表达量变化不明显。这是说明细胞处于增生状态时干细胞特性明显,原因是细胞损伤诱导细胞产生了自我更新和自我修复机制[43]。此时 ZEB 的基因表达量仍然低,说明细胞仍不具备转移的能力。当细胞进入癌症状态,ZEB 的基因表达量很高,说明此时癌细胞的转移能力很强。这三条路径的存在可以基本说明癌症生物学中一个核心的问题,细胞是如何转移到癌症状态的。这可以帮助我们理解为什么癌症这么难治愈,其中一个原因是其形成的路径多样化。

## 2.2.3　势垒高度及动力学路径的通量(flux)

计算了势垒高度和每个动力学路径的通量,以便进一步分析。我们知道势垒高度决定了稳态的稳定性。势垒越高,从一种细胞状态转换到另一种细胞状态的难度就越大。势垒高度也与从一种状态到另一种状态的开关频率有关。

### 2.2.3.1　势垒高度的计算

通过对 Gillespie 仿真算法,得到 P53、ZEB 和 OCT4 表达式的时间轨迹,从而构造出 P53、ZEB 和 OCT4 表达式的三维直方图。P53、ZEB 和 OCT4 表达的概率分布也是 $P$。能量地貌势能 $U$ 与概率密切相关,关系式为 $U = -\ln(P)$。

根据量化的能量地貌,我们确定了 7 个盆地(basin)(盆地位置定义为能量地貌中稳态的位置)和这些盆地之间的势垒高度。在这里,势垒高度(例如,从盆地 A 到盆地 B)定义为盆地 A 的最低点的位置与两个盆地之间的鞍点之间的距离。能量地貌中有许多从 A 盆地到 B 盆地的路径。最大概率的路径对应于所有可能路径的最小路障值,即能量地貌从 A 盆地到 B 盆地的景观鞍点值。用遗传算法求出鞍点的位置,遗传算法的适应度函数是每一条可能路径的最大值,初始路径是所选起点和终点之间的随机路径。由于盆地间点的不连续性,采用线性插值法得到了连续势能。根据遗传算法对参数进行修正,得到各过渡点的最优鞍点值。具体流程如下。

(1)找出 A 盆地和 B 盆地的质心,以质心位置为试验路径的起点和终点。

(2)随机路径生成。从起点开始,通过自避行走(self-avoiding walk)找到从 A 盆地到 B 盆地的路径。使用自动回避行走找到 20 条初始路径。

(3)计算所有初始路径的适合度值。适合度值是每个可能路径的最大值。如果路径通过除盆地 A 和盆地 B 之外的任何状态,则适用性值将乘以较大的惩罚值(penalty value;如 100)。

(4)通过两个随机初始路径生成新路径。

(5)通过突变初始路径生成新路径。

(6)计算这些新路径和初始路径的所有适用性值。将所有适合度值规范化为概率,然后随机选择 20 条路径作为初始路径。

(7)转到步骤(3),直到达到代数。给出每个过渡点的最佳鞍点值。鞍点值是势垒高度势。

(8)势垒高度是步骤(7)中获得的势垒高度势与每个状态的势能之差。

### 2.2.3.2 势垒高度的分析

图 2.5 所示为各个态(正常态,癌前态,干细胞态,发炎态,癌症干细胞态,增生态,癌症态)之间的势垒高度的值。黑色的箭头代表从一个态跃迁到另一个态的势垒高度,数字代表态转移时所要克服的势垒高度。蓝色的箭头代表从正常态到癌症态(癌症态到正常态)的动力学路径。在路径 1 中,从干细胞态到癌症干细胞态的势垒高度为 6.018 9,且从癌症干细胞到癌症状态的势垒高度为 3.504 8。我们可以描述为干细胞致癌很难发生,因为其具有较高的势垒高度,它需要强有力的调控和环境条件,才能使干细胞癌变[71]。癌症干细胞分化为屏障低得多的癌细胞是一个容易的过程,因为当癌细胞分裂时,癌症干细胞可以产生癌细胞后代。癌症干细胞可以不对称地分裂为癌细胞和癌症干细胞。从干细胞态到正常态的势垒高度为 6.050 9,与从干细胞态到癌症干细胞状态的势垒高度相当。干细胞状态有两种转移路径:成为正常分化细胞或成为癌症干细胞,两者都有一定程度的困难。在成人中,体细胞总是处于休眠状态,诱导干细胞分裂需要一定的条件。另一方面,重编程需要特定的基因调控。因此,分化和重编程的势垒都相对较高。当干细胞被激活时,干细胞不对称地分裂为干细胞和正常的体细胞。在干细胞状态下,细胞可以转化为分

化的体细胞或癌症干细胞。这些路径将癌症干细胞状态连接到干细胞状态，癌症干细胞状态同时也连接到癌症状态，势垒高度分别为 3.034 8 和 3.504 8。可以表明，当细胞处于癌症干细胞状态时，由于势垒高度较低，它们都非常不稳定，更可能转变为癌症状态或回到干细胞状态。从癌症到癌症干细胞状态的势垒高度为 9.11，这也是一个很高的势垒，这意味着已分化的癌症细胞很难转化并回到癌症干细胞态。实验表明，只有很小比例的癌细胞在其后代中具有自我更新和分化的能力。因此，从癌症细胞向癌症干细胞的转化并不容易实现。路径 1 可以说明癌症干细胞既具有干细胞的特性，又具有转移性。从正常状态通过路径 1 的细胞可以使干细胞癌变和转移，最终达到癌症状态。

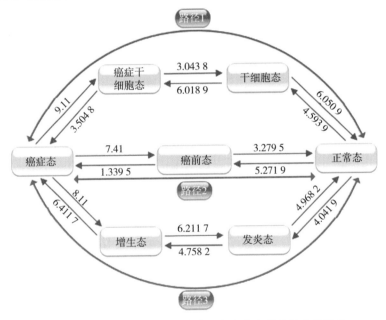

**图 2.5　态与态之间的势垒高度及各个态之间的动力学路径**

在路径 2 上，癌前状态到正常状态和正常态到癌前态的势垒高度分别为 3.279 5 和 5.271 9。从癌前态到正常态的势垒高度低于从正常态到癌前态的势垒高度。这说明，如果细胞处于正常状态，则很难转换为癌前状态。如果细胞保持在癌前状态，则很容易回复到正常状态。此外，癌前状态到癌症态和癌症状态到癌前状态的势垒高度分别为 1.339 5 和 7.41。说明转移水平中等的癌前状态细胞，从癌前状态向癌症状态转移比从癌症状态向癌前状态转化更为容易。癌前状态与正常或癌症状态之间的势垒较低,说明细胞处于癌前状态相对容易转化为正常或癌症状态。癌症的致命性是不受控制地扩散和转移,如果细胞处于癌症状态,转移是明显的。因此,癌前状态具有中等癌变和转移水平,对早期诊断和预防癌症具有重要的临床意义,因为癌前状态的细胞可以很容易地转化为癌症或逆转回正常状态。路径 2 具有转移的特点,细胞通过路径 2 可以反映转移过程,因为癌前状态是转移的中间状态。在我们之前的研究中,也讨论了癌前状态的重要性[39]。

在路径 3 中,可以看到正常态、发炎态和增生态之间的势垒高度分别为 $4.041\,9 - 4.968\,2$ 和 $4.758\,2 - 6.211\,7$,势垒高度不是太高,这意味着从一个态转为另一个态并不难。实验表明,在增生发生之前,发炎是常见的[73]。但是,增生态和癌症态之间的势垒高度是 $6.4117 - 8.11$。这意味着从增生态向癌症态的转化或从癌症态向增生态的逆转都是困难的,癌症态向增生态的转移也很难发生。这告诉我们,在转移之前(转化为癌症状态),细胞从一种状态转移到另一种状态并不困难。如果癌细胞没有转移,相对容易治愈(恢复正常状态)。细胞因增生而癌变是一个困难的过程,由于需要克服一个很高的势垒高度,从癌症状态向增生状态转移比较困难。因此,路径 3 反映了细胞对累积损伤到转移的过程。路径 3 中的细胞经历了越来越多的病理变化,最终达到癌症状态。

在图 2.5 中,可以看到连接癌症状态到癌症干细胞态、癌前态和增生态的路径都具有相对高的势垒,分别为 9.11、7.41 和 8.11。这些说明向癌症状态转移的势垒高度都很高。所以,处于癌症状态的细胞很难逃逸,这可以解释为什么癌症很难治愈。

根据量化的能量地貌,确定了 7 个盆地及其位置(盆地位置定义为潜在能量地貌的位置)。通过 Gillespie 算法仿真,可以得到 P53、ZEB 和 OCT4 的表达轨迹。轨迹的状态序列也可以通过转移的能量地貌的位置来区分。通过时间是指从一个稳态到另一个稳态的平均过渡时间。过渡数是所有模拟轨道的总过渡频率。概率转移矩阵是每行的归一化转移数。具体流程如下。

(1)沿轨迹计算各时间点的状态。

(2)选择两种状态进行计算,即开始状态和结束状态。

（3）通过整个轨迹，找出从开始状态到结束状态的所有转换。上面找到的转换数是起始状态和结束状态的转换数。

（4）对于上面找到的所有转换，计算启动状态的所有持续时间。所有持续时间的平均值是起始状态和结束状态的停留时间。

（5）对于另一对状态，转到步骤（2），直到完成所有状态对。

计算了通过时间和势垒高度的相关性。计算的相关系数为0.80。如图2.6所示，$Y$ 轴代表势垒高度，而 $X$ 轴代表通过时间的自然对数（取 log），通过时间和势垒高度呈现基本相同的趋势。

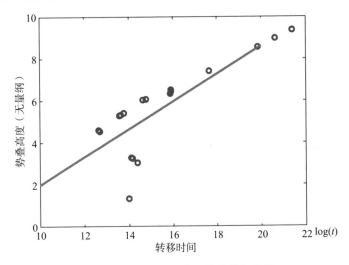

**图 2.6　通过时间和势垒高度的相关性**

我们还比较了这三条路径（从正常状态到癌症状态和从癌症状态到正常状态）的通量。每一条路径的通量可以帮助我们找出哪条路径在癌症形成中更重要。根据通过时间和每个路径的概率，可以量化每个路径的通量。通过时间取决于能量地貌的拓扑结构。每个势垒高度都能反映出地形地貌。一条路径的转换率是转移时间的倒数。此方法已在我们之前的工作中应用。正常态→干细胞态→癌症干细胞态→癌症态的路径通量是 $2.215\,7\times10^{-10}$，这条路径的概率是 0.071\,9。正常态→癌前态→癌症态的路径通量为 $2.622\,7\times10^{-9}$，这条路径的概率是 0.850\,9。正常态→发炎态→增生态→癌症态的路径通量为 $2.381\,3\times10^{-10}$，这条路径的概率是 0.0773。正常态→癌前态→癌症态的通量和路径概率在三条路径种占比最多。所以，这条路径是正常到癌症状态转变的主要途径。因此，为了预防癌症的形成，这条路径是值得引起关注的，我们在之前的工作中已经证明了癌前状态对癌症预防的重要性。

路径通量与路径中的状态概率和过渡速率成正比。过渡概率与过渡速率相关。因为在两种状态之间有多条动力学路径要转换，所以转换速率是这些路径的表观值。为了确定每两种状态之间的过渡速率，我们使用主方程方法。主方程可以写为

$$
\frac{\mathrm{d}}{\mathrm{d}t}
\begin{pmatrix} P_1 \\ P_2 \\ P_3 \\ P_4 \\ P_5 \\ P_6 \\ P_7 \end{pmatrix}
=
\begin{bmatrix}
k_{11} & k_{12} & k_{13} & k_{14} & k_{15} & k_{16} & k_{17} \\
k_{21} & k_{22} & k_{23} & k_{24} & k_{25} & k_{26} & k_{27} \\
k_{31} & k_{32} & k_{33} & k_{34} & k_{35} & k_{36} & k_{37} \\
k_{41} & k_{42} & k_{43} & k_{44} & k_{45} & k_{46} & k_{47} \\
k_{51} & k_{52} & k_{53} & k_{54} & k_{55} & k_{56} & k_{57} \\
k_{61} & k_{62} & k_{63} & k_{64} & k_{65} & k_{66} & k_{67} \\
k_{71} & k_{72} & k_{73} & k_{74} & k_{75} & k_{76} & k_{77}
\end{bmatrix}
\begin{pmatrix} P_1 \\ P_2 \\ P_3 \\ P_4 \\ P_5 \\ P_6 \\ P_7 \end{pmatrix}
\tag{2.1}
$$

式中，$P_i(i=1,2,3,4,5,6,7)$ 是分别由盆地深度确定的状态概率。$k_{ij}(i,j=1,2,3,4,5,6,7)$ 是从 $P_j$ 到 $P_i$ 的转变速率。由于概率守恒，$k_{11}=-(k_{21}+k_{31}+k_{41}+k_{51}+k_{61}+k_{71})$。其他的也可以得到类似的结果：

$$k_{22}=-(k_{12}+k_{32}+k_{42}+k_{52}+k_{62}+k_{72})$$

$$k_{33}=-(k_{13}+k_{23}+k_{43}+k_{53}+k_{63}+k_{73})$$

$$k_{44}=-(k_{14}+k_{24}+k_{34}+k_{54}+k_{64}+k_{74})$$

$$k_{55}=-(k_{15}+k_{25}+k_{35}+k_{45}+k_{65}+k_{75})$$

$$k_{66}=-(k_{16}+k_{26}+k_{36}+k_{46}+k_{56}+k_{76})$$

$$k_{77}=-(k_{17}+k_{27}+k_{37}+k_{47}+k_{57}+k_{67})$$

然后将上述公式代入主方程，得到最小参数的结果。

一旦知道了主方程的速率矩阵的值和每个状态的初始概率，就可以直接量化过渡概率。我们的目标是从已知的转移概率矩阵推导主方程中的转移率。此过程的实施如下。

通过主方程的数值解，可以得到单位时间的概率，这个概率对应转换概率矩阵的一个元素，例如，当 $P_1=1$ 时，其他的都为 0。7 个概率的计算分别是从 $P_1$ 到 $P_j$ 的转换概率 $(j=1,2,3,4,5,6,7)$。因此，对于给定的速率参数集，可

以通过使用不同的初始值(状态概率中的一个为 1,其他都为 0)得到相应的转移概率矩阵。这样,就可以建立主方程中的速率矩阵与 Gillespie 模拟得到转移概率矩阵之间的联系。利用遗传算法,可以找到速率矩阵的最优参数,并用这些速率值来计算路径流量。

同样,也可以量化从癌症到正常状态的流量。癌症路径的通量为 $2.183\,0\times10^{-9}$ 这条路径的概率是 $0.424\,3$。癌症路径的通量为 $9.369\,3\times10^{-10}$,这条路径的概率是 $0.182\,1$。癌症态→增生态→发炎态→正常态的通量为 $2.024\,5\times10^{-10}$,这条路径的概率是 $0.393\,5$。路径 1(癌症→癌症干细胞态→干细胞态→正常态)和路径 3(癌症态→增生态→发炎态→正常态)的通量非常接近,高于路径 2(癌症态→癌前态→正常态)。要使癌症状态恢复正常,这两条路径应该引起注意。而且,路径 1 的通量和概率高于路径 3,所以这条路径是癌症向正常状态转变的主要途径,需要更多地关注癌症干细胞在癌症治疗方面的重要作用。

这三条路径可以解决癌症生物学中的一个核心问题,即哪些细胞通过何种方式能够以定量的方式转化为癌症。势垒高度可以描述能量地貌的盆地深度,帮助我们了解细胞从一种状态向另一种状态转变的趋势。此外,癌症状态的势垒高度都很高,这意味着处于癌症状态的细胞很难转化为其他状态的细胞。多种癌症形成途径的存在可以解释癌症形成的各种途径,这也是癌症难以预防的原因之一。这些路径的变化可以引导找出哪些路径在癌症形成中占主导地位,并帮助定量描述癌症治疗的难度。

## 2.3　通过全局敏感性分析寻找关键基因及调控

为了进一步了解癌症的形成,探索了通过对能量地貌的全局敏感性分析来寻找网络的关键调控。在网络中,每个基因和调控都与网络动力学相关。调节强度的变化将影响吸引子到盆地之间的势垒高度。通过这种方法,我们可以找出哪些调控对网络中的癌症形成更为敏感。这些调控对癌症的治疗有一定的指导意义,对药物设计有一定的参考价值。

图 2.7 展示了当调控强度变化时,态间的势垒高度的变化。P—C(C—P)代表从癌前态到癌症态(从癌症态到癌前态)的势垒高度;N—P(P—N)代表从正常态到癌前态(从癌前态到正常态)的势垒高度;N—SC(SC—N)代表从正常态到干细胞态(从干细胞态到正常态)的势垒高度。图(a)和(b)中,展示了 miR200-|ZEB 调控的变化。在图(a)中,基因调控 1 是 miR200-|ZEB 的调控。在图(c)和(d)中,展示了 OCT4→OCT4 调控的变化,在图(c)中的基因调控 1 是 OCT4→OCT4 的调控。在图(e)和(f)中,展示了 P53→P53 调控的变化,在图(e)中的基因调控 1 是 P53→P53 的调控。在图(a)(c)和(e)中,对照组的基因调控 2～13 分别是 P53→miR200、P53→miR145、P53→MDM2、miR145-|ZEB、miR145-|OCT4、miR145-|MDM2、ZEB-|miR200、ZEB-|miR145、ZEB→ZEB、OCT4→miR200、OCT4→miR145 和 MDM2-|P53,共 12 组基因调控。

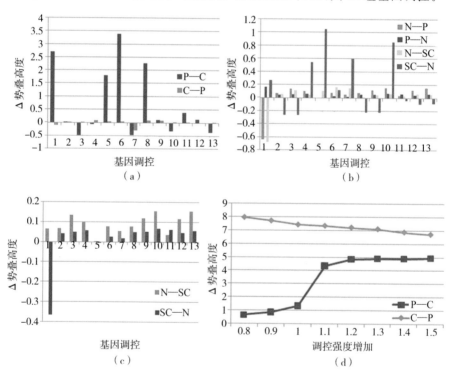

图 2.7　态间的势垒高度的变化图

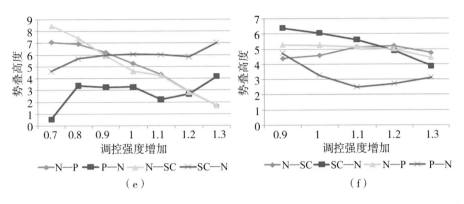

图 2.7　态间的势垒高度的变化图（续）

　　在图（a）中，将调控强度增加到原基因调控强度的 1.5 倍。我们可以看到，在基因调控 1(miR200-⊣ZEB)中，从癌前状态到癌状态的势垒高度显著增加，从癌症状态到癌前状态的势垒高度略有降低。尽管，基因调控 6 也发生了重大变化，但舍弃了它，因为这个调控朝着同一方向变化。我们知道，ZEB 基因是一个 EMT 激活基因，当基因表达水平较高时，转移能力变得明显。因此，当增加对 ZEB 的抑制强度时，ZEB 的表达水平与之前相比会降低，从而导致较之前的转移能力变弱。在这种情况下，细胞从癌前状态向癌症状态移动比以前困难得多，从癌症状态向癌前状态移动更容易，这有利于癌症的恢复。在图（b）中，是调节强度从 0.8～1.5 倍的变化曲线。当调节强度变小时，癌前状态到癌症状态的势垒高度降低，癌症状态到癌前状态的势垒高度增加。这也可以说明调控强度与癌前状态和癌症状态之间势垒高度的变化有关。miR200-⊣ZEB 的这种变化可以提供如何控制转移的信息。

　　在图（c）中，我们将调控强度增加到 1.3 倍。OCT4 是干细胞的重要基因。如果 OCT4 的表达水平较高，细胞的干细胞特性会很明显。我们可以看到，当调控强度增加时，OCT4 的表达水平增加，正常态到干细胞状态的势垒高度降低，干细胞态到正常状态的势垒高度显著增加。这意味着处于正常状态的细胞更容易转移到干细胞状态，并且处于干细胞状态的细胞更难转移到正常状态。同时，从正常态到癌前状态的势垒高度比以前更低，从癌前状态到正常状态的势垒高度也更高。这表明此时处于正常状态的细胞更容易癌变，而处于癌前状态的细胞则更难回到正常态。这些变化的结果与实验诱导的多功能干细胞(ips)一致。

许多研究已经指出,ips 的细胞重编程常常导致具有癌症特征的细胞最终达到癌症状态[74,75]。在图(d)中,当调节强度降低到 0.7 倍时,从正常到癌前状态的势垒高度增加,从癌前状态到正常状态的势垒高度降低。这表明处于正常状态的细胞更稳定,处于癌前状态的细胞更容易转化为正常状态。从正常到干细胞状态的势垒高度增加,从干细胞状态到正常状态的势垒高度降低。这意味着处于正常状态的细胞更难切换到干细胞状态,处于干细胞状态的细胞更容易转换到正常状态。调节 OCT4→OCT4 可以反映干细胞和转移之间的联系。这种变异能有助于研究人员通过干细胞线索找到治疗癌症的方法。

在图(e)中,我们将调控强度增加到了 1.3 倍。我们可以看到,基因调控 1(P53→P53)的变化会导致从正常态到干细胞状态的势垒高度变高,从干细胞状态到正常状态的势垒高度变低。这表明,当 P53 的表达水平增加时,正常状态的细胞更难转化为干细胞状态,干细胞状态的细胞更容易转化为正常状态。实验表明,P53 是胚胎干细胞分化的主要推动力[76]。当 P53 表达降低时,人类胚胎干细胞的自发分化显著降低。P53 还可以为最终分化细胞产生干细胞提供有效屏障。调节 P53 的表达变化有助于我们认识到 P53 不仅对癌症而且对干细胞过程的重要性。

我们知道 P53 是一种肿瘤抑制因子,我们可以在图中看到。当调节强度降低到 0.9 倍时,P53 浓度降低时,从正常到癌前状态的势垒高度几乎没有变化,但从癌前状态到正常状态的势垒高度显著增加。在这种情况下,处于癌前状态的细胞更难恢复正常状态。当调节强度增加到 1.1 倍时,从正常到癌前状态的势垒高度没有显著变化,从癌前状态到正常的势垒高度变低。这意味着处于癌前状态的细胞将更容易进入正常状态。当调节强度增加到 1.2 和 1.3 倍时,正常和癌前状态之间的屏障高度变化都很小。因为当 P53 浓度达到很高水平时,其抑癌特性变得不明显,并出现其他特征,如诱导细胞凋亡。

为了清楚地看到变化,我们将基因调控 miR200-|ZEB 的调控强度从 1.0 倍变化到 1.5 倍。在图 2.8 展示了当 miR200-|ZEB 的调控强度从 1 到 1.5 倍变化时,能量地貌图的变化。L 代表发炎态(lesion);P 代表癌前态(premalignant);C 代表癌症态(cancer);N 代表正常态(normal)。我们可以清楚地看到,当调节强度增大时癌症状态的深度减小,同时癌前状态盆地深度显著增加。

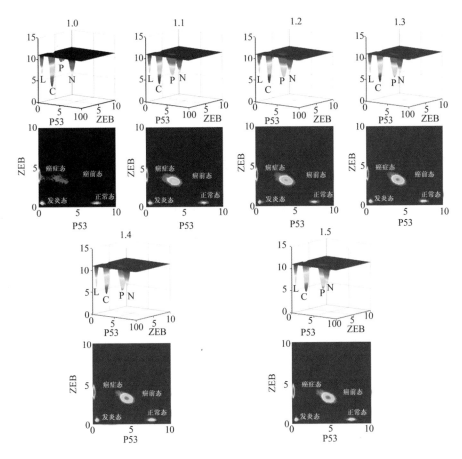

图 2.8  能量地貌变化图

# 2.4  结  论

　　癌症是一种复杂的致命性疾病。癌症具有转移、耐药和复发的特点。这些都与导致癌症成为人类主要健康威胁的癌症干细胞有关。近年来的研究表明，上皮间质转分化过程（EMT）在诱导早期转移过程中起着至关重要的作用，也是一种非干细胞转化为干细胞的途径。在本研究中，我们建立了一个动态模型，包括癌症干细胞（CSC）、上皮间质转分化过程（EMT）和癌症的特定基因和微小

RNA,目的是通过揭示癌症干细胞(CSC)、上皮间质转分化过程(EMT)和癌症来揭示癌症转移、发展及分化之间的联系。流程图如图 2.9 所示。我们量化潜在的能量地貌,以探索癌症的发展/分化和转移。癌症的起源可以被阐明。可以量化每种状态之间的动力学路径和势垒高度。势垒高度决定了状态的稳定性。根据势垒高度,我们可以将细胞从一种状态转换到另一种状态,可以观察到多种癌症形成途径。每个路径的通量(从正常导致癌症和反向返回)是由路径转换的统计数据计算出来的,这是用来找出在癌症形成和治疗中哪个路径更重要,这也可以帮助我们量化治疗癌症的难度。此外,我们利用全局敏感性分析,找出对癌症形成至关重要的关键调控。三个基因调控 miR200-|ZEB、OCT4→OCT4 和 P53→P53 比其他基因调控更敏感。这些更为敏感的调控可为癌症的治疗提供参考。这项工作以定量的方式研究了癌症发展/分化和转移的动力学和物理机制。这可以为我们提供癌症临床治疗的指导。

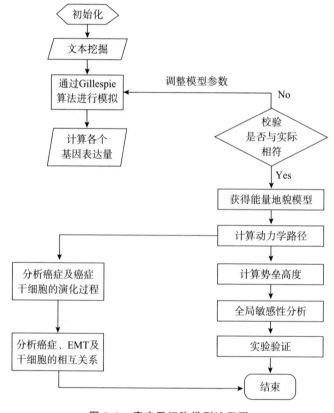

图 2.9　癌症干细胞模型流程图

# 参考文献

[1] BONNET D,DICK J E. Human acute myeloid leukemia is organized as a hierarchy that originates from a primitive hematopoietic cell [J]. Nature Medicine,1997,3(7):730-737.

[2] SINGH S K,HANWKINS C,CLARKE I D,et al. Identification of human brain tumour initiating cells[J]. Nature,2004,432(7015):396-401.

[3] AL-HAJJ M,WICHA M S,BENITO-HERNANDEZ A,et al. Prospective identification of tumorigenic breast cancer cells[J]. Proceedings of the National Academy of Sciences of the United States of America,2003,100(7):3983-3988.

[4] AILLES L,PRINCE M. Cancer stem cells in head and neck squamous cell carcinoma[J]. Methods in Molecular Biology (Clifton,N. J. ),2009,568:175-193.

[5] RICCI-VITIANI L,LOMBARDI D G,PILOZZI E,et al. Identification and expansion of human colon-cancer-initiating cells[J]. Nature,2007,445(7123):111-115.

[6] ERAMO A,LOTTI F,SETTE G,et al. Identification and expansion of the tumorigenic lung cancer stem cell population[J]. Cell Death and Differentiation,2008,15(3):504-514.

[7] GU G Y,YUAN J L,WILS M,et al. Prostate cancer cells with stem cell characteristics reconstitute the original human tumor in vivo[J]. Cancer Research,2007,67(10):4807-4815.

[8] GILLESPIE D T. Exact stochastic simulation of coupled chemical-reactions [J]. Journal of Physical Chemistry,1977,81(25):2340-2361.

[9] JOLLY M K,MANI S A,LEVINE H. Implications of the hybrid epitheli-

al/mesenchymal phenotype in metastasis [J]. Frontiers in Oncology, 2015,5.

[10] GONZALEZ C A,SALA N,CAPELLA G. Genetic susceptibility and gastric cancer risk [J]. International Journal of Cancer,2002,100(3): 249-260.

[11] ZHANG S,BALCH C,CHAN M W,et al. Identification and characterization of ovarian cancer-initiating cells from primary human tumors [J]. Cancer Research,2008,68(11):4311-4320.

[12] PEINADO H,OLMEDA D,CANO A. Snail,ZEB and bHLH factors in tumour progression:an alliance against the epithelial phenotype? [J]. Nature Reviews Cancer,2007,7(6):415-428.

[13] SAYAN A E,GRIFFITHS T R,BROWNE G J,et al. SIP1 protein protects cells from DNA damage-induced apoptosis and has independent prognostic value in bladder cancer [J]. Proceedings of the National Academy of Sciences of the United States of America,2009,106(35): 14884-14889.

[14] SCATA K A,EL-DEIRY W S. P53,BRCA1 and breast cancer chemoresistance[J]. Advances in Experimental Medicine and Biology,2007,608: 70-86.

[15] WALERYCH D,NAPOLI M,COLLAVIN L,et al. The rebel angel: mutant p53 as the driving oncogene in breast cancer [J]. Carcinogenesis,2012,33(11):2007-2017.

[16] KHOSRAVI R,MAYA R,GOTTLIEB T,et al. Rapid ATM-dependent phosphorylation of MDM2 precedes p53 accumulation in response to DNA damage [J]. Proceedings of the National Academy of Sciences of the United States of America,1999,96(26):14973-14977.

[17] DEISENROTH C,ZHANG Y. The ribosomal protein-mdm2-p53 pathway and energy metabolism:bridging the gap between feast and famine [J]. Genes & cancer,2011,2(4):392-403.

[18] KUMAR S M,LIN S,LU H,et al. Acquired cancer stem cell phenotypes through Oct4-mediated dedifferentiation [J]. Oncogene,2012,31(47): 4898-4911.

[19] WELLNER U,SCHUBERT J,BURK U C,et al. The EMT-activator ZEB1 promotes tumorigenicity by repressing stemness-inhibiting microRNAs [J]. Nature Cell Biology,2009,11(12):1487-U236.

[20] GREGORY P A,BERT A G,PATERSON E L,et al. The miR-200 family and miR-205 regulate epithelial to mesenchymal transition by targeting ZEB1 and SIP1 [J]. Nature Cell Biology,2008,10(5):593-601.

[21] MARUEI-MILAN R,HEIDARI Z,SALIMI S. Role of MDM2 309 T> G (rs2279744) and I/D (rs3730485) polymorphisms and haplotypes in risk of papillary thyroid carcinoma,tumor stage,tumor size,and early onset of tumor:a case control study [J]. Journal of cellular physiology, 2009,234(8):12934-12940.

[22] ELKHOLI R,TROTTA A P,RUBIO-PATINO C,et al. MDM2 integrates cellular respiration and apoptotic signaling through NDUFS1 and the mitochondrial network [J]. Molecular cell,2019,74(3):452-465.

[23] SHREYAS D,BRYAN B,MICHAEL F H,et al. Complete reversal of epithelial to mesenchymal transition requires inhibition of both ZEB expression and the Rho pathway[J]. BMC Cell Biology,2009,10(1):94.

[24] CHEN Y T,WU Z Z,ZHU X L,et al. OCT4B-190 protects against ischemic stroke by modulating GSK-3beta/HDAC6 [J]. Experimental neurology,2019,316:52-62.

[25] MASHAYEKHI P,NORUZINIA M,ZEINALI S,et al. Endometriotic mesenchymal stem cells epigenetic pathogenesis:deregulation of miR-200b,miR-145,and let7b in a functional imbalanced epigenetic disease [J]. Cell Journal,2019,21(2):179-185.

[26] FREEDMAN D A,WU L,LEVINE A J. Functions of the MDM2 oncoprotein [J]. Cellular and Molecular Life Sciences,1999,55(1):96-107.

[27] SANDUJA S,KAZA V,DIXON D A. The mRNA decay factor tristetra-prolin (TTP) induces senescence in human papillomavirus-transformed cervical cancer cells by targeting E6-AP ubiquitin ligase [J]. Aging, 2009,1(9):803-817.

[28] CHANG C J,CHAO C H,XIA W Y,et al. p53 regulates epithelial-mesenchymal transition and stem cell properties through modulating miR-NAs[J]. Nature Cell Biology,2011,13(12):1466-1466.

[29] SHINOZAKI T,NOTA A,TAYA Y,et al. Functional role of Mdm2 phosphorylation by ATR in attenuation of p53 nuclear export [J]. Oncogene,2003,22(55):8870-8880.

[30] KIM J H,JEE M K,LEE S Y,et al. Regulation of adipose tissue stromal cells behaviors by endogenic Oct4 expression control [J]. Plos One, 2009,4(9):e7166.

[31] PANDEY A,SING H P,JAUHARI A,et al. Critical role of the miR-200 family in regulating differentiation and proliferation of neurons [J]. Journal of Neurochemistry,2015,133(5):640-652.

[32] LIU T,CHI H Y,CHEN J L,et al. Curcumin suppresses proliferation and in vitro invasion of human prostate cancer stem cells by ceRNA effect of miR-145 and lncRNA-ROR [J]. Gene,2017,631:29-38.

[33] XU N,PAN G L,KOSIK K S,et al. MicroRNA-145 regulates OCT4, SOX2,and KLF4 and represses pluripotency in human embryonic stem cells [J]. Cell,2009,137(4):647-658.

[34] ZHANG J,SUN Q,ZHANG Z,et al. Loss of microRNA-143/145 disturbs cellular growth and apoptosis of human epithelial cancers by impairing the MDM2-p53 feedback loop [J]. Oncogene, 2013, 32 (1): 61-69.

[35] POLYTARCHOU C, ILIOPOULOS D, STRUHL K. An integrated transcriptional regulatory circuit that reinforces the breast cancer stem cell state [J]. Proceedings of the National Academy of Sciences of the

United States of America,2012,109(36):14470-14475.

[36] LESHEM O,MADAR S,KAMER I,et al. TMPRSS2/ERG promotes epithelial to mesenchymal transition through the ZEB1/ZEB2 axis in a prostate cancer model [J]. Plos One,2011,6(7):e21650.

[37] KOLESNIKOFF N,ATTEMA J L,ROSLAN S,et al. Specificity protein 1 (Sp1) maintains basal epithelial expression of the miR-200 family [J]. Journal of Biological Chemistry,2014,289(16):11194-11205.

[38] Lu M,JOLLY M K,LEVINE H,et al. MicroRNA-based regulation of epithelial-hybrid-mesenchymal fate determination [J]. Proceedings of the National Academy of Sciences of the United States of America, 2013,110(45):18144-18149.

[39] YU C,WANG J. A physical mechanism and global quantification of breast cancer [J]. Plos One,2016,11(7):e0157422.

[40] YANG P,DU C W,KWAN M,et al. The impact of p53 in predicting clinical outcome of breast cancer patients with visceral metastasis [J]. Scientific reports,2013,3(1):2246.

[41] LIN Y J,YANG Y,LI W H,et al. Reciprocal regulation of Akt and Oct4 promotes the self-renewal and survival of embryonal carcinoma cells [J]. Molecular Cell,2012,48(4):627-640.

[42] LAMOUILLE S,XU J,DERYNCK R. Molecular mechanisms of epithelial-mesenchymal transition [J]. Nature Reviews Molecular Cell Biology,2014,15(3):178-196.

[43] RIZZINO A. Concise review:the Sox2-Oct4 connection:critical players in a much larger interdependent network integrated at multiple levels [J]. Stem Cells,2013,31(6):1033-1039.

[44] PASTUSHENKO I,BRISEBARRE A,SIFRIM A,et al. Identification of the tumour transition states occurring during EMT [J]. Nature, 2018,556(7702):463.

[45] YU C,LIU Q,CHEN C,et al. Landscape perspectives of tumor,EMT,

and development[J]. Physical Biology,2019,16(5):051003.

[46] KRANZ D,DOHMESEN C,DOBBELSTEIN M. BRCA1 and Tip60 determine the cellular response to ultraviolet irradiation through distinct pathways [J]. Journal of Cell Biology,2008,182(1):197-213.

[47] GOCHHAIT S,BUKHARIS I A,BAIRWA N,et al. Implication of BRCA2-26G>A 5′untranslated region polymorphism in susceptibility to sporadic breast cancer and its modulation by p53 codon 72 Arg>Pro polymorphism [J]. Breast Cancer Research,2007,9(5):r71.

[48] TAURA M,SUICO M A,FUKUDA R,et al. MEF/ELF4 transactivation by E2F1 is inhibited by p53 [J]. Nucleic Acids Research,2011,39(1):76-88.

[49] CUMMINGS M,SIITONEN T,ALLEN P D,et al. p53-mediated down-regulation of Chk1 abrogates the DNA damage-induced G2M checkpoint in K562 cells,resulting in increased apoptosis [J]. British Journal of Haematology,2002,116(2):421-428.

[50] MATSUI T,KATSUNO Y,INOUE T,et al. Negative regulation of Chk2 expression by p53 is dependent on the CCAAT-binding transcription factor NF-Y [J]. Journal of Biological Chemistry,2004,279(24):25093-25100.

[51] FUJITA M. Cdt1 revisited:complex and tight regulation during the cell cycle and consequences of deregulation in mammalian cells [J]. Cell Division,2006,1(1):22.

[52] BACHELDER R E,RIBICK M J,MARCHETTI A,et al. p53 inhibits alpha 6 beta 4 integrin survival signaling by promoting the caspase 3-dependent cleavage of AKT/PKB [J]. Journal of Cell Biology,1999,147(5):1063-1072.

[53] STEELMAN L S,CHAPPELL W H,ABRAMS S L,et al. Roles of the Raf/MEK/ERK and PI3K/PTEN/Akt/mTOR pathways in controlling growth and sensitivity to therapy-implications for cancer and aging [J].

Aging-Us,2011,3(3):192-222.

[54] KLANRIT P,ODELL E W,RIAZ M A,et al. PML involvement in the p73-mediated E1A-induced suppression of EGFR and induction of apoptosis in head and neck cancers [J]. Oncogene,2009,28(39):3499-3512.

[55] GHOSE J,SINHA M,DAS E,et al. Regulation of miR-146a by RelA/ NFκB and p53 in STHdh(Q111)/Hdh(Q111) cells,a cell model of Huntington's disease [J]. Plos One,2011,6(8):23837.

[56] VERMA S,TABB M M,BLUMBERG B. Activation of the steroid and xenobiotic receptor,SXR,induces apoptosis in breast cancer cells [J]. Bmc Cancer,BMC Cancer,2009,9(1):3.

[57] WEE K B,SURANA U,AGUDA B D. Oscillations of the p53-Akt network:implications on cell survival and death [J]. PloS one,2009,4 (2):e4407.

[58] GIL-GOMEZ G,BERNS A,BRADY H J M. A link between cell cycle and cell death:Bax and Bcl-2 modulate Cdk2 activation during thymocyte apoptosis [J]. Embo Journal,1998,17(24):7209-7218.

[59] NOISA P,PARNPAI R. Technical challenges in the derivation of human pluripotent cells [J]. Stem Cells International,2011,2011:907961.

[60] KIM J H,JEE M K,LEE S Y,et al. Regulation of adipose tissue stromal cells behaviors by endogenic Oct4 expression control [J]. Plos One, 2009,4(9):7166.

[61] YEAP L S,HAYASHI K,SURANI M A. ERG-associated protein with SET domain (ESET)-Oct4 interaction regulates pluripotency and represses the trophectoderm lineage [J]. Epigenetics Chromatin,2009,2(1):12.

[62] LIM L S,LOU Y H,ZHANG W W,et al. Zic3 is required for maintenance of pluripotency in embryonic stem cells [J]. Molecular Biology of the Cell,2007,18(4):1348-1358.

[63] MARIKAWA Y,FUJITA T C,ALARCON V B,et al. Dual roles of Oct4 in the maintenance of mouse P19 embryonal carcinoma cells:as

negative regulator of Wnt/beta-Catenin signaling and competence provider for brachyury induction [J]. Stem Cells and Development,2011, 20(4):621-633.

[64] MATOBA R,NIWA H,MASUI S,et al. Dissecting Oct3/4-regulated gene networks in embryonic stem cells by expression profiling [J]. Plos One,2006,1(1):26.

[65] CHAVEZ L,BAIS A S,VINGRON M,et al. In silico identification of a core regulatory network of OCT4 in human embryonic stem cells using an integrated approach [J]. Bmc Genomics,2009,10:314.

[66] CHO J H,GELINAS R,WANG K,et al. Systems biology of interstitial lung diseases:integration of mRNA and microRNA expression changes [J]. Bmc Medical Genomics,2011,4:8.

[67] COCHRANE D R,HOWE E N,SPOELSTRA N S,et al. Loss of miR-200c:a marker of aggressiveness and chemoresistance in female reproductive cancers [J]. Journal of oncology,2010,2010:821717-821717.

[68] PONTI D,COSTA A,ZAFFARONI N,et al. Isolation and in vitro propagation of tumorigenic breast cancer cells with stem/progenitor cell properties [J]. Cancer Research,2005,65(13):5506-5511.

[69] YE X,WEINBERG R A. Epithelial-mesenchymal plasticity:a central regulator of cancer progression [J]. Trends in Cell Biology,2015,25 (11):675-686.

[70] LIU H X,LI X L,DONG C F. Epigenetic and metabolic regulation of breast cancer stem cells [J]. Journal of Zhejiang University-Science B, 2015,16(1):10-17.

[71] TANG D G. Understanding cancer stem cell heterogeneity and plasticity [J]. Cell Research,2012,22(3):457-472.

[72] MANI S A,GUO W,LIAO M J,et al. The epithelial-mesenchymal transition generates cells with properties of stem cells [J]. Cell,2008,133 (4):704-715.

[73] JEREMY A H T, HOLLAND D B, ROBERTS S G, et al. Inflammatory events are involved in acne lesion initiation [J]. Journal of Investigative Dermatology, 2003, 121(1): 20-27.

[74] KONDO T, RAFF M. Oligodendrocyte precursor cells reprogrammed to become multipotential CNS stem cells [J]. Science, 2000, 289(5485): 1754-1757.

[75] PAVLOVA N N, THOMPSON C B. The emerging hallmarks of cancer metabolism [J]. Cell Metabolism, 2016, 23(1): 27-47.

[76] QIN H, YU T X, QING T T, et al. Regulation of apoptosis and differentiation by p53 in human embryonic stem cells [J]. Journal of Biological Chemistry, 2007, 282(8): 5842-5852.

# 第3章　癌症及癌症干细胞异质性的研究

　　细胞可以复制和分化,细胞是生命的基础。从干细胞分化成体细胞要经过细胞表型(phenotype)的转化。在分化和发育的过程中,基因突变和基因层面的改变通常不明显。在干细胞中,异质性(heterogeneity)是很常见的。在这里异质性不是指来自基因层面的改变如基因突变,而是来自其他的因素。表观遗传(epigenetics)和微环境(micro-environment)等因素在干细胞的异质性中起到很重要的作用。

　　癌症干细胞是一种在癌症细胞中占比很小大概仅有 1%～4% 的细胞。当癌化的细胞具备了干细胞的特性,这种细胞的后代就被称为癌症干细胞,或者干细胞在发育过程中获得了癌症细胞的特性,如不受控制的分裂和无限的生长等,这种癌化了的干细胞产生的后代也被称为癌症干细胞。癌症干细胞不仅具有癌症的特征,还具有相应的干细胞特征,即自我更新修复及分裂分化的能力。癌症干细胞的后代,能产生多种不同癌细胞表型,并且同时具有很强的再生能力。最近,越来越多的证据揭示了癌症干细胞在癌症的复发、转移和抗药性等方面起着主要驱动作用。

　　肿瘤是一个细胞群具有明显的异质性,包括肿瘤细胞、相应的支持细胞以及浸润细胞。肿瘤内异质性的一个重要来源是发现肿瘤内的细胞群,如同正常组织中的细胞群,是按层次组织的。肿瘤的异质性主要通过克隆变异和微环境(表观遗传)从而增强对癌细胞的影响导致的。最近的分析工作表明,在肿瘤不同的区域内,其甲基化谱均有不同的基因突变。更致命的是不同的肿瘤区域还具有单个的肿瘤内启动子。异质性的产生是不可避免的。在肿瘤细胞群中,包含肿瘤细胞和其他细胞,如内皮细胞,浸润性免疫细胞,基质细胞以及复杂的细胞外基质网络矩阵(ECM)[1]。所以肿瘤可以看成是一个复杂的生态系统。从表观遗传的角度来说,肿瘤微环境所导致的异质性决定了肿瘤的适应性。不同的肿瘤细胞的表型,形态不同,代谢方式各异,从而在适应性上多种多样。肿瘤内表型异质性导致肿瘤的微元状态(micro meta-state)变得越来越分散,这是微转移的开始。不同的代谢方式的肿瘤细胞在癌症药物的确定上也有很大的难度。因此,肿瘤的异质性是在癌症治疗中的主要障碍。

致癌基因的突变导致的肿瘤产生和发展同时也一样会伴随着表观遗传改变,主要包括 DNA 甲基化,CpG 岛运动超甲基化,组蛋白修饰及核小体重塑等。遗传与表观遗传可以看作是同一事物的两面性。这两个过程相互交织,并相互促进肿瘤的发生。因此,改变表观遗传的基因组修饰可以导致突变,表观遗传可以诱导肿瘤的再分化。例如,关键基因启动子的甲基化,DNA 修复基因失败,可能导致细胞损伤的遗传。一个明显的例子是错配修复基因的沉默导致积累微卫星突变和不稳定性。或者,表观遗传改变可以解除自我更新的基本信号通路差异化。

在很大程度上异质性与表观遗传有关。在没有遗传 DNA 序列变化时,表观遗传机制仍可以产生多样性细胞表型,如 DNA 甲基化和组蛋白修饰。这将改变基因表达和蛋白质的转录和翻译过程。表观遗传是可以遗传但不稳定的遗传,可以直接影响基因功能和蛋白质表达。变化可以累积。它们可以促进克隆选择并为肿瘤细胞异质性提供来源。

上一章的研究主要是围绕癌症及癌症干细胞在绝热状态($\omega=1\,000$)下的物理机制及性质的研究,下面我们将讨论癌症及癌症干细胞在非绝热状态($\omega=100,10,1$)下的物理机制及异质性的研究。

# 3.1　能量地貌图的异质性变化

通过对相应的基因调控网络的随机动力学模拟,我们得到了相关基因及微小 RNA 的随机动力学轨迹。然后我们可以收集统计数据,得到单个基因的分布以及这些基因在长时间内的联合分布。这可以提供量化的能量地貌图,因为表示状态权重的概率与能量地貌图密切相关。通常很难从多个维度对能量地貌图进行可视化,所以我们选择通过 P53、ZEB 和 OCT4 3 个基因来代表癌症、转移（EMT）和发育（干细胞）三个维度的特征。为了能清楚地看到各个态的变化过程，我们在不同参数 $\omega$ 下（绝热和非绝热状态下）的三维能量地貌图和相应的二维截面图进行了对比，如图 3.1 所示。

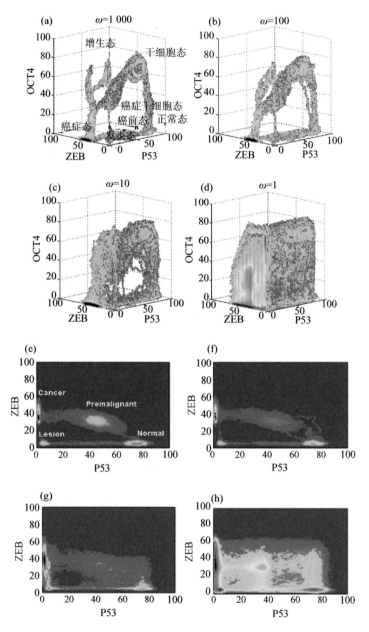

图 3.1　能量地貌的三维图及二维截面图的对比

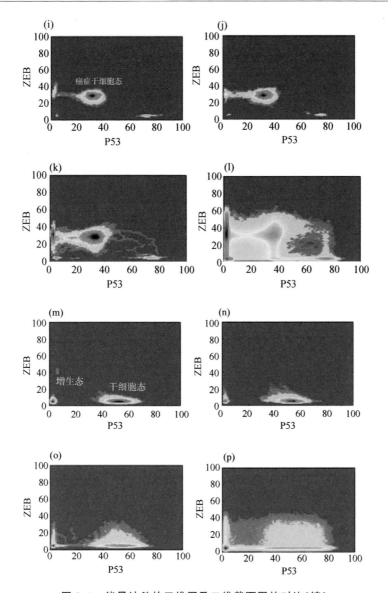

**图 3.1 能量地貌的三维图及二维截面图的对比(续)**

图 3.1(a)(b)(c)(d)分别是在 $\omega=1\,000,100,10,1$ 时三维的能量地貌图。图 3.1 (e)(f)(g)(h)是在 OCT4=10,参数 $\omega=1\,000,100,10,1$ 时的二维截面图。我们可以在截面图中看到有正常态,癌前态,癌症态及发炎态的变化。图 3.1(i)(j)(k)(l)是在 OCT4=40,参数 $\omega=1\,000,100,10,1$ 时的二维截面图。我们可以看到有癌症干细胞态在图中的变化。图 3.1(m)(n)(o)(p)是在 OCT4=80,参数 $\omega=1\,000,100,$

10，1 时的二维截面图。我们可以看到增生态和干细胞在图中的变化。

在图 3.1 中，我们看到绝热参数 $\omega$ 为 1 000 时（相对于生成和自降解速度，蛋白质的绑定和解离速度都很快），在绝热状态下调控关系之间的强耦合性。有 7 个状态（正常态，癌前态，癌症态，发炎态，癌症干细胞态，增生态和干细胞态），这 7 个状态的定义是通过基因表达值的高低及生物学功能来确定的。这个结论和之前在绝热状态下取得的结论相同。当参数 $\omega$ 变小，更多的态出现在非绝热状态下。因为基因调控速率比蛋白质的合成和解离速率慢，基因调控间的耦合性降低。所以更多的元稳态出现在这个变慢的蛋白质调控的转换过程中。这个变慢的调控速率可以反映非绝热状态下的扰动和长程表观遗传因素（如 DNA 甲基化及组蛋白修饰等）的影响。更长时间的蛋白质绑定和解离速率也意味着在一定的时间内基因之间的相互作用的机会更少，这会减少基因之间有效的相互作用。正因如此，更少的基因间的相互作用过程，导致出现更多的元稳态，从而导致在各个态之间的动力学路径更加多元化。多个元稳态的出现，能够对异质性的出现提供物理机制的解释。

这里值得指出，基因突变能导致异质性是由于基因调控网络中 DNA 序列或基因结点的变化。当基因突变的频率少于细胞分化和重编程过程，异质性就会很明显。这是由于表观遗传的变化能够提供更多的有效时间，这可以延迟调控的过程，所以就弱化了有效的基因调控强度，更多的态由于变弱的基因调控的出现而出现，从而出现了异质性。由于基因调控网络中的动力学参数的变化，基因调控的强度也会随之改变。

## 3.2  癌症及癌症干细胞的异质性

异质性在癌症、癌症干细胞及干细胞中存在，这个可以从模型中观察到。在图 3.1 中，我们可以看到当参数 $\omega$ 变小（有效的调控强度变弱），癌症、癌症干细胞及干细胞的异质性变得越来越明显。干细胞的异质性在哺乳动物中非常常见，癌症及癌症干细胞的异质性是很有意义并且值得研究的。

细胞内的异质性是由基因组的不稳定性导致的非遗传进化而来,这可以衍生出很多的表型和功能。比如我们这里看到的,细胞内的异质性的物理机制可以由变弱的基因调控导致。表观遗传因素如组蛋白修饰、DNA 甲基化等延长了动力学过程,进而有效地弱化了基因之间的相互作用。

图 3.1 (e)(f)(g)(h)从左到右,癌症态的盆地区域变得原来越大,当 $\omega$ 变为 1 时,与发炎态连在一起。实验表明,表观遗传因素的逐渐累积会加速发炎的产生[2]。当调控速率变慢,在癌细胞中的随机表观修饰有了更多的选择性来选择和适应环境。而且这种进化可能会因为时间和空间的不同,表现出不同程度的癌症对环境的适应性。一些区域可能需要无氧的适应性,一些区域可能需要快速生长的适应性。当癌症发展了,适应性也会随之进化,这里也自然包括癌症对抗癌药物的抗药性。

从图 3.1 (i)(j)(k)(l)我们可以看出,当 $\omega$ 减小,癌症干细胞态的边界越来越扩大,直到与癌症态和干细胞态连接。此层次连接了正常组织和干细胞并且向癌细胞分化。更重要的是,我们可以看到癌症干细胞并不是从一条路径发展而来的。当参数 $\omega$ 减小,这些动力学路径变得更多更宽,而且这些路径可以被重塑。所以最终分化完成的癌症细胞在一定的条件下可以获得癌症干细胞的特性。而且干细胞可以获得癌症的特性从而演变为癌症干细胞。最近,很多研究追踪 CD133+ 细胞,为干细胞能被感染癌症特性提供了直接的证据[2,3]。

从图 3.1 (m)(n)(o)(p)展示了参数 $\omega$ 从 1 000 降到 1 的过程中干细胞态的异质性变化。干细胞态的区域逐渐扩大,直到与增生态相连。干细胞特性是非常明显的。细胞在这两个态中自我修复及分裂能力是非常强的[4]。当异质性明显的时候,这两个态便相互连接了。

# 3.3　fano 因子

我们通过 fano 因子的计算量化了在不同参数下系统扰动(fluctuations)的级别[5]。fano 因子可以帮助我们理解整个系统的全局稳定性。fano 因子被定义为如下形式:$F = \dfrac{\sigma^2}{\mu}$。这里 $\sigma$ 是标准偏差(standard deviation),$\mu$ 代表的是概率分布的平均值。我们可以得到蛋白质产生和变化率的平均值。在一个随机过程中，如果 fano 因子的值为 1，那么这个分布就是与泊松（poisson）分布完全吻合。如果 fano 因子的值很大，那么说明系统是一个很大的随机扰动。如果 fano 因子的值很小，说明系统与泊松分布相比较来说，具有很小的随机扰动。

如图 3.2 所示（$Y$ 轴代表的为 fano 因子的值，$X$ 轴代表的为参数 $\omega$ 的自然对数值），当绝热系数 $\omega$ 的值很大时，在这个绝热区域内的扰动是很小的。这是由于基因状态转换很快，蛋白质在结合位点上"开"或"关"的速度与蛋白质合成和降解的速度相比都很快。这些速率接近自然速率。当绝热参数 $\omega$ 变小时，扰动显著增大。这是因为基因状态转换缓慢，蛋白质在结合位点上"开"或"关"的速度与蛋白质合成和降解的速度相比较是比较慢的。这些较大的扰动导致了方差和异质性。这种异质性是由于吸引子的许多扩散态的出现。

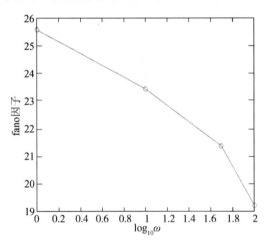

**图 3.2　fano 因子从非绝热区域（慢调控）到绝热区域（快调控）的变化**

组合概率分布的 fano 因子远大于 1，因为系统中不同的基因组合在一起，产生的统计波动比单一的泊松分布要大。

## 3.4　异质性及熵产生率和稳定性的分析

异质性也可以通过能量的消耗来反映。熵产率（entropy production rate，

EPR)是指在单位时间内,为了使系统保持稳定状态而消耗的能量和转化为热量的速率[6]。图 3.3 中,$Y$ 轴代表的为熵产生率(EPR)的值,$X$ 轴代表的为参数 $\omega$ 的自然对数值。从图 3.3 可以看出,EPR 从非绝热区域(与蛋白质合成/降解相比缓慢调节)到绝热区域(与蛋白质合成/降解相比快速调节)的变化情况。在图3.3中,我们可以看到当参数 $\omega$(比蛋白质合成/降解更快的调节)增加时,熵产率(EPR)单调下降。在绝热区,参数 $\omega = f/k$ 很大。$f$ 表示调控蛋白对靶基因的解绑率,$k$ 表示蛋白质降解率。可以看出,蛋白质与结合位点的绑定、解离非常频繁。在蛋白质的生命周期中,蛋白质可以多次上下结合基因结合位点。一种蛋白质可以执行多种调节功能,这将消耗更少的能量。相反,在非绝热区,参数 $\omega = f/k$ 很小。可以看出,与结合位点绑定、解离的蛋白质非常罕见。蛋白质在与基因的结合位点结合之前可能已经降解。一个调节功能可能需要几个蛋白质参与,这将消耗更多的能量。非绝热状态下能量消耗的增加表明癌症异质性将消耗更多的能量。这可以解释为什么癌症细胞的生长需要消耗大量能量。在非绝热区,状态转换更容易。这就是异质性导致转移开始的原因。

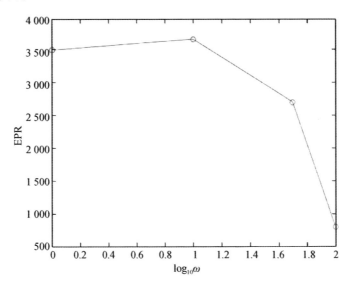

图 3.3　熵产率(EPR)从慢调节(非绝热)到快调节(绝热)的变化

# 3.5 结　论

　　癌症是一种复杂而难以治愈的疾病。基因遗传和表观遗传的改变可导致肿瘤异质性。在这项研究中,我们研究了随机过程和相关的非绝热基因调控动力学。我们从表观遗传学的角度分析和解释了异质性形成的物理机制。我们讨论了具有自我更新和再生功能的癌症干细胞如何促进内部肿瘤异质性,异质性与肿瘤治疗有着密切的关系。描绘这些过程可以帮助研究人员理解导致癌症干细胞异质性的复杂物理机制。

　　在这一章中,我们基于与上一章相同的基因调控网络,该基因调控网络包括了癌症、干细胞及转移(EMT)相关的重要基因和微小 RNA,通过改变绝热系数的大小,获得了在绝热状态和非绝热状态下的能量地貌图及其动力学路径的变化,通过这些变化定量揭示了癌症干细胞、干细胞和癌症异质性的动力学过程。可以帮助我们理解异质性的产生和微转移的发生发展的物理机制。

　　异质性可以导致肿瘤和肿瘤的不同表型。了解肿瘤干细胞、干细胞和肿瘤的异质性机制有助于我们在攻克癌症及癌症的治疗方面取得进一步进展。

# 参考文献

［1］PAOLILLO M,SCHINELLI S. Extracellular Matrix Alterations in Metastatic Processes[J]. International Journal of Molecular Sciences,2019,20(19):4947-4947.

［2］ZHU B D,MA D Z,WANG J,et al. Multi-responsive hydrogel based on lotus root starch [J]. International Journal of Biological Macromolecules,2016,89:599-604.

［3］ MEDEMA J P. Cancer stem cells：the challenges ahead ［J］. Nature Cell
Biology，2013，15（4）：338-344.

［4］ KUMAR S M，LIU S，LU H，et al. Acquired cancer stem cell phenotypes
through Oct4-mediated dedifferentiation ［J］. Oncogene，2012，31（47）：
4898-4911.

［5］ BARATO A C，SEIFERT U. Universal bound on the fano factor in en-
zyme kinetics ［J］. Journal of Physical Chemistry B，2015，119（22）：
6555-6561.

［6］ QIAN H. Mesoscopic nonequilibrium thermodynamics of single macro-
molecules and dynamic entropy-energy compensation ［J］. Physical Re-
view E，2002，65（1）：6102.

# 第4章 胃癌物理机制的研究

胃癌是当今癌症中的第二大杀手[1]，在东亚地区的国家具有非常高的致死率，如日本、韩国和中国[2]。关于胃癌的治疗，主要依赖于切除手术，然而，手术后的患者，仍然经常会复发。放疗和化疗在一定程度上可以防止复发，但是效果仍然不理想[3]。

胃癌的转移在胃癌的致死率中高达90%，一个被称为上皮间质转分化的过程(epithelial-mesenchymal transition, EMT)是癌症的转移和入侵的关键步骤。在癌症发展的过程中，通常被观察到的是形态的变化。早期的癌细胞，通过EMT过程，从上皮细胞(epithelial cells)转变为间充质细胞(mesenchymal cells)，再通过血液循环或者淋巴循环转移到其他的组织器官中，从而实现癌症的转移。在胃癌的研究中，学者们已经注意到EMT过程的重要性，但是EMT过程对于胃癌的形成和发展的影响却没有系统的研究。

胃癌通过组织学分类可以分为肠型(intesinal type)和弥散型(diffuse type)。这个分类是1965年由劳伦(Lauren)提出的，如图4.1所示。肠型的胃癌多是由慢性炎症(如慢性萎缩性胃炎)而导致的，多见于老年人和男性。而弥散型的胃癌发病过程相对于肠型胃癌时间更短，多见于50岁以下人群及女性。而同时具有肠型和弥散型两种胃癌特征的胃癌被称为混合型胃癌。在过去，肠型的胃癌较为多见，超过50%的胃癌均为肠型胃癌。在近些年，在西方国家中，两种胃癌的发病概率逐渐趋同。

胃炎是胃癌研究中最广泛且导致肠型胃癌的最直接因素，而幽门螺杆菌(Helicobacter pylori)是到目前为止最主要的导致慢性胃炎发展为胃癌的因素。由起初的胃黏膜炎症，通过幽门螺杆菌的慢性感染，导致慢性胃炎，发展为肠化生(Intestinal metaplasia)，逐步恶化最终的肠型胃癌。其中，肠化生是

指胃表皮的成熟细胞逐渐变成类似肠表皮细胞的结构。这种转变通常是因为
胃部环境的改变而导致的。肠化生被认为是癌前病变的主要标志。

很多研究表明,多基因的突变与胃癌的发展和产生有关。这些突变作用
于不同的基因通路上会导致不同类型的胃癌(弥散型和肠型)[4]。最近,很多
研究胃癌的学者将注意力集中到了环境和表观遗传的因素上。在不同地区的
胃癌患者表现出了不同的特征。很多学者认为,胃癌在很大程度上由表观遗
传的因素决定。表观遗传的因素可以加速增生、发炎及 DNA 的受损等诸多方
面的可能。

哺乳动物的分子网络能够很好地刻画信号传导等信息,所以其在调控生
物学过程中起着很重要的作用。在肿瘤生物学中,基于分子方法的研究越来
越受到关注。很多研究者认为,以分子为靶向的治疗更加有针对性,而且还可
以帮助预测和设计多基因相关的抗癌药物。同时,很多学者认为,癌症是哺乳
动物生命过程中的一个自然状态。对于调控网络的影响可以导致癌症早期细
胞无视系统的指令,无限制地分裂、分化及凋亡,这就导致了癌症的产生[5]。

综上所述,一个能够既包含基因层面的信息,又能体现表观遗传因素对生
物体的影响的模型是很有必要的。在以前的研究中,有关胃癌的模型通常是
关注于生物标识物(biomarkers)、预后评估(prognostic predictors)以及药物
靶向预测(drug predictions)等。而一个基因调控网络能够从整体研究胃癌的
演化过程,其中包括从正常态、胃炎态到胃癌的动力学过程,类似于这样的研
究还鲜有人做。

# 4.1　模型的构建

在基因调控网络的构建上,之前的工作多是通过基因的表达值的相关性
来连接不同的基因[6]。还有一些工作是通过数据库如 KEGG(kyoto encyclo-
pedia of genes and genomes )或者 GO(gene ontology)中已知的通路(path-
way)来抽取相关的基因调控网络。在我们的工作中,是通过文本挖掘的方式

构建了胃癌的基因调控网络。这个基因调控网络不仅包含基因层面的信息也包含表观遗传信息。该基因调控网络不仅给出了基因与基因之间的相互作用连接,也给出了基因之间的调控关系,比如哪个基因促进(抑制)哪个基因的表达。

为了突出胃癌的特征,我们基于文本挖掘挑选了关于胃癌的 15 个重要基因来构建基因调控网络。如图 4.1 所示,共包含 15 个结点和 72 条边(57 条促进调控,15 条抑制调控。箭头代表促进,短竖线代表抑制)。

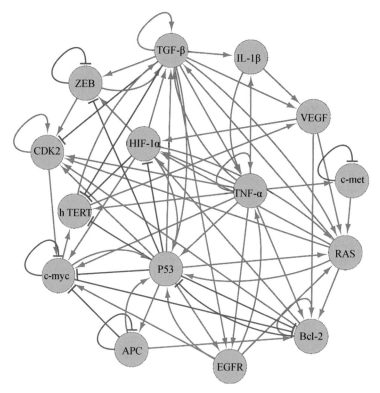

**图 4.1  胃癌基因调控网络图**

在基因调控网络中包括 P53 和 RAS 基因,这两个基因在很多癌症中都有非常重要的作用和意义。APC 和 c-met 基因是胃癌的特异性基因。Bcl-2 和 EGFR 是胃癌治疗中的可能药物靶点基因。还有一些胃癌的重要基因是和癌症的特征(hallmarks of cancer)有关。比如 CDK2 是一种与逃避生长抑制物有关的激酶,HIF-1α 能够介导糖酵解途径和缺氧,HIF-1α 是胃癌的重要诊断元素。ZEB 是与转移相关的 EMT 激活剂。c-myc 是一种参与细胞增殖和凋亡的易位基因,在消化系统肿瘤中起重要作用,参与细胞增殖和凋亡。TGF-β 是一种与自给自足的生长信号相关的重要细胞因子,参与多种类型的肿瘤转移。hTERT 是一种参与细胞无限复制的端粒酶相关基因。VEGF 对胃癌预后治疗至关重要,是血管生成的标志。IL-1β 是一种重要的炎症细胞因子,与伤口愈合和幽门螺杆菌感染有关。当胃组织发炎或癌变时,IL-1β 的表达增加。TNF-α 信号传导在胃癌进展中的作用至关重要,上调 TNF-α 可促进侵袭和转移。EGFR 表达增殖信号在胃癌诊断中具有重要意义,EGFR 上调被认为是胃癌重要的反向预后因素。

基因调控网络中的 15 个基因的功能及作用详见表 4.1。

表 4.1　基因功能

| 基因 | 基因功能 | 实验文献 |
|------|---------|---------|
| Bcl-2 | 血管生成 | [7] |
| HIF-1α | 缺氧诱导因子-1α | [8] |
| P53 | 抑制癌基因,细胞凋亡 | [9] |
| RAS | 癌基因,自给自足的生长信号 | [10,11] |
| c-myc | 细胞无限分化,细胞凋亡 | [12] |
| c-met | 编码肝细胞生长因子,胃癌的药物靶点 | [13] |
| APC | 胃癌、结肠癌的肿瘤抑制因了 | [14] |
| TGF-β | 转移中自给自足的生长信号 | [15] |
| TNF-α | 在胃癌中促进转移和入侵 | [16,17] |
| ZEB | EMT 过程相关基因 | [18] |
| VEGF | 血管及生长因子 | [19] |
| EGFR | 胃癌中的分化信号 | [20] |
| hTERT | 无限复制 | [21] |
| CDK2 | 逃避生长抑制信号 | [22] |
| IL-1β | 伤口愈合与幽门螺杆菌感染有关 | [23] |

我们建网所用的基因调控数据均来自 EVEX 数据库,详情请见表 4.2。

表 4.2 基因调控网络关系及参数

| 源基因 | 目标基因 | 调控类型 | 参数 | 参考文献 |
|---|---|---|---|---|
| P53 | c-myc | r | 1.445 2 | [24] |
| P53 | RAS | a | 2.619 6 | [25] |
| P53 | HIF-1α | r | 1.597 2 | [26] |
| P53 | Bcl-2 | r | 1.897 9 | [27] |
| P53 | ZEB | r | 1.400 5 | [28] |
| P53 | TGF-β | a | 3.292 6 | [29] |
| P53 | APC | a | 4.247 3 | [30] |
| P53 | EGFR | a | 1.160 7 | [31] |
| P53 | hTERT | r | 4.185 1 | [32] |
| P53 | CDK2 | a | 1.960 4 | [33] |
| RAS | p53 | a | 1.208 9 | [34] |
| RAS | Bcl-2 | a | 1.234 8 | [35] |
| RAS | HIF-1α | a | 4.313 8 | [36] |
| RAS | TGF-β | a | 1.138 3 | [37] |
| RAS | CDK2 | a | 2.323 3 | [32] |
| c-myc | P53 | a | 1.003 5 | [38] |
| c-myc | c-myc | r | 2.432 3 | [39] |
| c-myc | Bcl-2 | r | 2.004 7 | [40] |
| c-myc | hTERT | a | 8.306 7 | [41] |
| c-met | RAS | a | 1.398 1 | [42] |
| c-met | c-met | r | 1.397 5 | [43] |
| HIF-1α | P53 | a | 1.601 4 | [44] |
| HIF-1α | c-myc | a | 1.378 4 | [45] |
| HIF-1α | RAS | a | 1.308 3 | [46] |
| HIF-1α | ZEB | a | 1.239 1 | [47] |
| HIF-1α | TGF-β | a | 1.979 6 | [45] |
| HIF-1α | hTERT | r | 1.718 4 | [48] |
| Bcl-2 | HIF-1α | a | 1.578 7 | [49] |
| Bcl-2 | Bcl-2 | a | 3.282 1 | [50] |
| Bcl-2 | P53 | r | 3.394 2 | [51] |
| Bcl-2 | CDK2 | a | 1.839 9 | [33] |
| APC | c-myc | r | 2.797 1 | [52] |

| 源基因 | 目标基因 | 调控类型 | 参数 | 参考文献 |
|---|---|---|---|---|
| APC | APC | r | 4.594 5 | [53] |
| APC | Bcl-2 | a | 1.424 4 | [54] |
| APC | P53 | a | 1.159 4 | [55] |
| TGF-β | P53 | a | 1.124 8 | [56] |
| TGF-β | RAS | a | 2.471 1 | [57] |
| TGF-β | IL-1β | a | 1.315 2 | [58] |
| TGF-β | TNF-α | a | 1.125 6 | [59] |
| TGF-β | TGF-β | a | 1.175 2 | [60] |
| TGF-β | ZEB | a | 1.259 3 | [61] |
| TGF-β | VEGF | a | 1.397 7 | [62] |
| TGF-β | hTERT | r | 4.671 5 | [63] |
| TGF-β | EGFR | a | 1.831 8 | [64] |
| TGF-β | CDK2 | r | 1.974 5 | [65] |
| TNF-α | IL-1β | a | 1.087 0 | [66] |
| TNF-α | TNF-α | a | 3.103 2 | [67] |
| TNF-α | HIF-1α | a | 1.094 9 | [68] |
| TNF-α | c-met | a | 1.174 3 | [69] |
| TNF-α | P53 | a | 1.107 3 | [70] |
| TNF-α | TGF-β | a | 3.103 2 | [71] |
| TNF-α | Bcl-2 | a | 1.665 6 | [72] |
| TNF-α | c-myc | a | 1.720 2 | [73] |
| TNF-α | EGFR | a | 1.324 2 | [74] |
| TNF-α | hTERT | a | 6.052 7 | [75] |
| TNF-α | CDK2 | a | 1.650 3 | [76] |
| ZEB | ZEB | r | 2.473 0 | [77] |
| ZEB | TGF-β | a | 2.055 9 | [78] |
| ZEB | CDK2 | a | 2.171 8 | [79] |
| EGFR | TNF-α | a | 1.756 3 | [80] |
| EGFR | P53 | a | 1.281 8 | [81] |

续表

| 源基因 | 目标基因 | 调控类型 | 参数 | 参考文献 |
|--------|----------|----------|------|----------|
| EGFR | c-myc | a | 1.820 8 | [82] |
| EGFR | RAS | a | 1.437 4 | [83] |
| VEGF | HIF-1α | a | 1.089 2 | [84] |
| VEGF | RAS | a | 2.244 4 | [85] |
| VEGF | Bcl-2 | a | 3.211 9 | [86] |
| hTERT | VEGF | a | 2.293 6 | [87] |
| hTERT | TGF-β | a | 1.279 8 | [88] |
| CDK2 | c-myc | a | 1.388 2 | [12] |
| CDK2 | CDK2 | a | 1.922 8 | [89] |
| IL-1β | VEGF | a | 2.671 6 | [90] |
| IL-1β | TNF-α | a | 1.622 5 | [91] |

注:a 代表促进,r 代表抑制。其中,参数项是我们建网模型中的参数。

我们模拟的稳定点的趋势是与实验一一对应的,模拟的数据及各个态的稳定点的值见表 4.3。

表 4.3 各个态的基因表达值

| 基因名 | 在癌症中的基因表达量 | 在正常细胞中的基因表达量 | 参考文献 | 态 1(胃癌态) | 态 2(胃炎态) | 态 3(正常态) |
|--------|----------------------|--------------------------|----------|---------------|---------------|---------------|
| P53 | 0 | 1 | [92] | 0.799 9 | 0.821 2 | 1.026 8 |
| RAS | 1 | 0 | [93] | 5.885 9 | 3.255 0 | 1.240 3 |
| c-myc | 1 | 0 | [94] | 2.670 9 | 1.868 6 | 1.052 6 |
| c-met | 1 | 0 | [95] | 1.142 6 | 1.012 0 | 1.000 0 |
| HIF-1α | 1 | 0 | [96] | 7.243 4 | 5.224 9 | 1.225 4 |
| Bcl-2 | 1 | 0 | [97] | 6.443 1 | 3.845 5 | 1.249 0 |
| APC | 0 | 1 | [95] | 1.012 5 | 1.015 8 | 1.062 9 |
| TGF-β | 1 | 0 | [98] | 3.764 2 | 2.674 6 | 1.197 3 |
| TNF-α | 1 | 0 | [99] | 4.294 1 | 1.491 0 | 1.138 1 |
| ZEB | 1 | 0 | [100] | 1.416 2 | 1.339 5 | 1.002 8 |
| EGFR | 1 | 0 | [101] | 2.193 3 | 1.528 1 | 1.060 2 |

| 基因名 | 在癌症中的基因表达量 | 在正常细胞中的基因表达量 | 参考文献 | 态 1（胃癌态） | 态 2（胃炎态） | 态 3（正常态） |
|--------|------|------|------|------|------|------|
| VEGF | 1 | 0 | [19] | 1.727 8 | 1.346 0 | 1.079 0 |
| hTERT | 1 | 0 | [102] | 5.665 1 | 1.421 4 | 1.357 4 |
| CDK2 | 1 | 0 | [103] | 8.285 4 | 5.439 2 | 1.261 7 |
| IL-1β | 1 | 0 | [104] | 1.362 6 | 1.190 3 | 1.019 4 |

注：0 代表低表达，1 代表高表达。

比如 P53 在癌症中是低表达，正常态是高表达，我们所模拟数据中的癌症态的基因表达量的值也是比正常态的基因表达量的值低。我们确定各个态是根据基因表达值的高低及其生物学意义所定义的。

我们是用以下公式来刻画该基因调控网络的动力学过程的：

$$\frac{dX_i}{dt} = F_i = g_i \prod_{j=1}^{n_i} H_{ji} - k_i X_i \tag{4.1}$$

这里 $\frac{dX_i}{dt}$ 代表单个基因表达值（蛋白浓度）随时间的变化，$g$ 代表每个基因或蛋白的基础生成速率，$k$ 代表每个基因或蛋白的自降解率，$X_i$ 代表一个基因 $i$ 的基因表达量或蛋白浓度，$j$ 代表调控基因 $i$ 的第 $j$ 个基因，$n_i$ 代表调控基因 $i$ 的基因数目，$S$ 表示 sigmoid 函数的最大值的一半阈值（threshold），$n$ 是描述希尔（Hill）系数的梯度值，$H_{ji}$ 是希尔函数，被表示如下：

$$H_{ji} = \frac{S_{ji}^n}{S_{ji}^n + X_j^n} + \lambda_{ji}^r \frac{X_j^n}{S_{ji}^n + X_j^n} \tag{4.2}$$

参数 $\lambda_{ji}$ 需为大于 1 的实数，其代表从 $X_j$ 到 $X_i$ 的调控强度。$r$ 代表调控的类型。如果是促进调控，则 $H^+$ 可以被进一步写成

$$H_{ji}^+ = \frac{S_{ji}^n}{S_{ji}^n + X_j^n} + \lambda_{ji}^{+1} \frac{X_j^n}{S_{ji}^n + X_j^n} \tag{4.3}$$

如果调控类型为抑制调控，则 $H^-$ 被写为

$$H_{ji}^- = \frac{S_{ji}^n}{S_{ji}^n + X_j^n} + \lambda_{ji}^{-1} \frac{X_j^n}{S_{ji}^n + X_j^n} \tag{4.4}$$

在模型中，我们设置参数 $n=4$，$S=2.5$，$g=1$，$k=1$。每一条边的调控强度在表 5.2.1 中。这里共有 15 个微分方程来描述我们的基因调控网络。

# 4.2 胃癌的能量地貌及动力学路径

通过图 4.1 的基因调控网络,我们能够得到胃癌的能量地貌图,能量地貌的势垒 $U$ 是通过 $U=-\ln P_{ss}$ 定义的[105]。$P_{ss}$ 是稳态的概率。系统里有 15 个基因,所以,我们可以得到 15 维的能量地貌图。为了让这个能量地貌图看得更清楚,我们选择了 2 个维度来展示(EGFR 和 TNF-α),如图 4.2 所示。这是因为 TNF-α 的高表达是胃癌发展的重要信号,TNF-α 的表达量升高会促使胃炎的发展和胃癌的转移。EGFR 是一个重要的胃癌标志基因,EGFR 的高表达是胃癌术后的预后负面信号。

在能量地貌图中,有 3 个稳态呈现在我们面前,分别是:正常态,胃炎态和胃癌态。在图 4.2 中,图(a)是胃癌的三维能量地貌图及其动力学路径。图(b)是相应的胃癌二维能量地貌图。EGFR 和 TNF-α 在癌症态都是高表达,在正常态是低表达。在正常态和胃炎态中间的势垒高度是相对低的,而在胃炎态和胃癌态中间的势垒高度是很高的。较低的势垒高度说明从一个态到另一个态的转移是相对容易的,所以从正常态到胃炎的相互转换是相对容易的,而较高的势垒高度说明从一个态转移到另一个态是相对困难的,所以从胃炎态和胃癌态之间的相互转换是相对困难的。这可以帮助我们理解为什么癌症的治愈是非常困难的。

我们同时将正常态、胃炎态和胃癌癌之间的动力学路径通过路径积分的方法量化出来[106]。在图 4.2(b)中,红色的路径代表从正常态到胃炎态的最优路径,蓝色的路径代表从胃炎态到正常态的最优路径,黄色的路径是代表胃炎态到胃癌态的最优路径,紫色的路径是代表从胃癌态到胃炎态的最优路径。这两对路径都是不重合且不可逆的。这是由于生物系统中的驱动力可以被分解为梯度力(白色箭头)和流(flux)(绿色箭头)。当流的大小不能被忽视的时候,最优路径将偏离势能梯度下降的方向。最优路径的不可逆可以说明癌症的治愈和形成是不可逆的生物学过程。

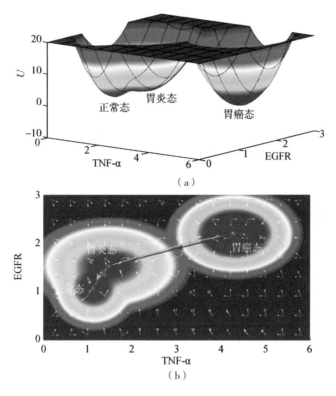

图 4.2 胃癌的能量地貌图

在我们的模型中,各个态均是根据基因表达量及其生物学功能来定义的。各个态的计算模拟值(基因表达水平)与临床实验数据是吻合的。图 4.3 是 15 个基因在正常态、胃炎态及胃癌态的计算模拟值。在图 4.3 中,我们可以看到,P53 和 APC 在正常态中有高的基因表达水平,胃炎态的基因表达水平逐渐降低,在胃癌态中,基因表达水平变得很低。P53 和 APC 为抑癌基因,而 APC 在胃部疾病中经常被重点强调。P53 和 APC 的基因表达缺失和基因突变将会导致癌症的发展和转移。其他 13 个基因在正常态中的基因表达量处于低表达,在胃炎态中逐渐升高,在胃癌态中基因表达水平变得很高。这些基因的高表达均是胃癌重要的标志。例如,TNF-α 的高表达是胃癌的发展的重要信号,TNF-α 的表达量升高会促使胃炎的发展和胃癌的转移。

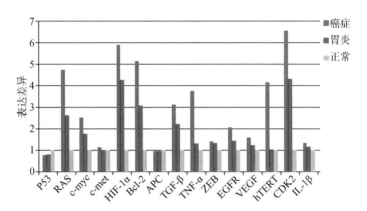

**图 4.3 胃癌在正常态、胃炎态及胃癌态的基因表达模拟值**

为了进一步证实模型的可靠性,我们将模型数据与 GEO 中的基因芯片数据进行对照。如图 4.4 所示。

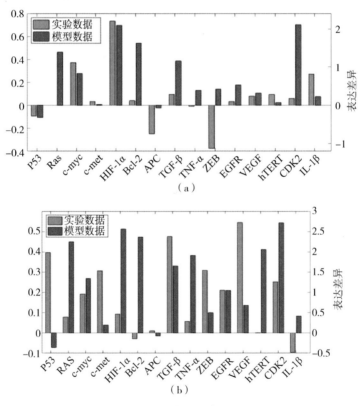

**图 4.4 数据比较图**

图 4.4(a)展示的是 GEO 数据库中数据集 GSE54043、胃炎数据和正常数据的

表达差异(fold changes)。P53 和 APC 在胃炎中的基因表达量比正常态的基因表达量低,其他基因都是在胃炎的基因表达量高于正常的基因表达。我们可以看到,多数的基因数据与我们的模型数据是吻合的,只有 ZEB 和 TNF-α 不一致。图 4.4(b)展示的是 GEO 数据库中数据集 GSE54129、胃癌数据和正常数据的表达差异(fold changes)。P53 和 APC 是抑癌基因,所以在癌症中为低表达,其余基因都是高表达。我们可以看到,除 APC、IL-1β,P53 和 Bcl-2 外,其他数据都与我们的模型数据吻合。这是由于癌症是非常复杂的疾病,异质性等因素的存在使得癌症具有多种表型。这些数据结果也能进一步验证我们模型中的三个稳态。

我们还进一步计算了从一个稳态到另一稳态的平均首次通过时间(mean first-passage time,MFPT)。图 4.5 是势垒高度和 MFPT 的比较图。

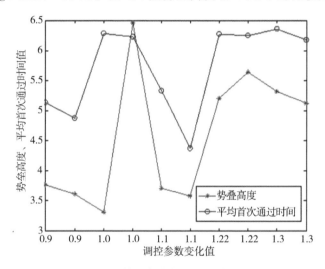

图 4.5　势垒高度与 MFPT 的比较

我们将这些重要基因调控的参数调节为 0.9、1、1.1、1.22 直到 1.3 倍。对于每个参数集,势垒高度和 MFPT 平均首次通过时间有两个值(一个是从前一种状态到后一种状态为正向,另一个是从后一种状态到前一种状态为反向),计算相应的势垒高度和 MFPT 的相关性,其相关系数为 0.672 1。在非平衡系统中,比如一个基因调控网络,流的力是不能忽视的。所以最优路径不仅仅由能量地貌决定,同时还由流决定。并且,系统的扰动不为零,所以从一个态到另一个态的转移不一定经过鞍点,势垒高度可能不能很好地与通过时间相对应。这可以解释为什么势垒高度和 MFPT 的相关系数不是那么高。不论怎么说,MFPT 也可以从一定程度说明从一个态转移到另一个态的难易程度,这对疾病的治疗和预防也是有意义的。

# 4.3　表型的转换与基因表达量

为了说明由关键基因的基因表达量而决定的胃癌的表型是如何转换的,我们画了离散的能量地貌图。在离散的能量地貌图中,我们用"1"代表高基因表达,"0"代表低基因表达。这里有 15 个基因,系统中就有 $2^{15}$ 个状态。最显著的正常态的二进制码为(100000100000000),最显著的癌症状态的二进制码为(011111011111111)。

图 4.6 为离散的能量地貌图,包括 432 个结点(细胞状态)和 434 条边(态的转移)。结点的大小表示细胞状态的概率或权重的大小,而边的粗细表示连接不同细胞状态之间转移概率或权重的大小。每个结点代表一个细胞状态,蓝色的结点代表更接近癌症的状态,橘色的结点代表更接近胃炎的状态,粉色的结点代表更接近正常态的细胞状态。红色的转移边代表正常态、胃炎态和癌症态之间的最优路径。每个结点的大小和边的宽度代表这个态和转移的概率。每一个关键基因的基因表达量的变化驱动着系统从正常态向癌症态转移。如表 4.4 所示。

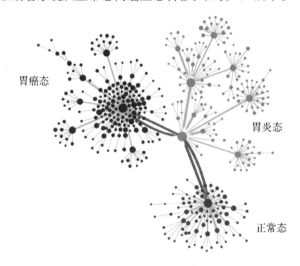

**图 4.6　离散的能量地貌图**

表 4.4　一条从正常态到癌症态专业的动力学路径

| P53 | RAS | c-myc | c-met | HIF-1 | Bcl-2 | APC | TGF-β | TNF-α | ZEB | EGFR | VEGF | hTERT | CDK2 | IL-1β |
|---|---|---|---|---|---|---|---|---|---|---|---|---|---|---|
| 1 | 0 | 0 | 0 | 0 | 0 | 1 | 0 | 0 | 0 | 0 | 0 | 0 | 0 | 0 |
| 0 | 1 | 0 | 0 | 0 | 0 | 0 | 1 | 0 | 0 | 0 | 0 | 0 | 1 | 0 |
| 0 | 1 | 0 | 0 | 0 | 0 | 0 | 1 | 0 | 0 | 0 | 0 | 1 | 1 | 0 |
| 0 | 1 | 0 | 0 | 0 | 0 | 0 | 1 | 0 | 0 | 0 | 0 | 0 | 1 | 0 |
| 0 | 0 | 1 | 0 | 0 | 0 | 0 | 1 | 0 | 0 | 0 | 0 | 0 | 1 | 0 |
| 0 | 0 | 0 | 0 | 0 | 0 | 0 | 1 | 0 | 0 | 0 | 0 | 0 | 1 | 0 |
| 0 | 0 | 0 | 0 | 0 | 0 | 0 | 1 | 1 | 0 | 1 | 0 | 0 | 1 | 0 |
| 0 | 0 | 0 | 0 | 0 | 0 | 0 | 1 | 1 | 0 | 0 | 1 | 1 | 1 | 0 |
| 0 | 0 | 1 | 1 | 0 | 1 | 1 | 1 | 0 | 1 | 1 | 1 | 1 | 1 | 1 |
| 0 | 1 | 0 | 0 | 0 | 0 | 0 | 1 | 0 | 0 | 0 | 1 | 0 | 0 | 0 |
| 0 | 0 | 0 | 0 | 0 | 1 | 0 | 1 | 1 | 0 | 1 | 1 | 1 | 0 | 0 |
| 0 | 0 | 1 | 1 | 0 | 1 | 1 | 1 | 1 | 0 | 1 | 0 | 1 | 1 | 1 |
| 0 | 1 | 1 | 1 | 1 | 1 | 0 | 1 | 1 | 1 | 1 | 1 | 1 | 1 | 1 |

当基因表达量改变的时候,细胞内环境和信号传导也会随之改变,从而影响下游的基因表达量。所以离散的能量地貌图的表型状态可以说明细胞状态从正常态到癌症态的一步一步地转换。

# 4.4　胃癌的上皮间质转分化过程（EMT）与转移

上皮间质转分化过程被认为可以促进癌症的转移和入侵。在胃癌中,ZEB 的基因表达量的升高可以促进 EMT 过程的发生[107]。此外,据报道,肿

瘤生长因子 β(TGF-β)信号通过介导癌症中的双负反馈环来调节 EMT
过程[108]。

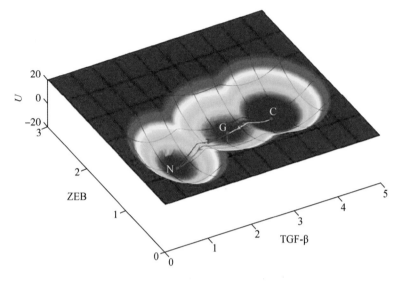

N—正常态;G—胃炎态;C—胃癌态。

**图 4.7　投影到 TGF-β 和 ZEB 两个坐标轴的三维能量地貌图**

为了观察 ZEB 表达水平对能量地貌图的影响,我们增加了 TGF-β→ZEB 的
调节强度。这增加了 ZEB 的表达水平。图 4.8 展示了当基因调控 TGF-β→ZEB
的调控强度从 1.0 倍增加到 2.0 倍时,投影到 ZEB 和 TGF-β 的三维能量地貌图
和二维能量地貌图的变化。当调控强度提高到 1.6 倍时,胃炎态的盆地就消失
了。随着 ZEB 表达水平的升高,胃炎态与胃癌态的盆地连接越来越近,最终合并
为一个稳态即胃癌态,说明胃癌的病情变得更加严重。实验表明,与邻近的非肿
瘤胃组织相比,胃癌组织中的 ZEB 表达水平显著增加[109]。当调控强度提高到
2.0 倍时,胃癌状态的盆地就比以前深了很多。能量地貌的变化是朝向癌症持续
恶化的方向发展和转移的。这是因为调节强度的增加会导致 ZEB 的表达水平
随之相应增加。这些变化与 ZEB 过表达导致癌细胞侵袭和转移的实验结果
一致[110]。

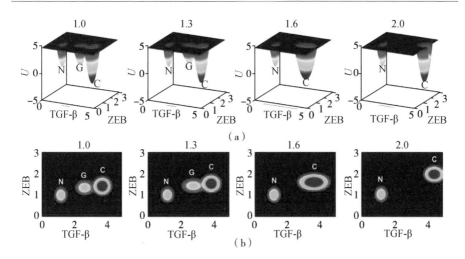

**图 4.8 当基因调控 TGF-β→ZEB 的调控强度从 1.0 倍增加到 2.0 倍时,能量地貌图的变化**

# 4.5 由于基因调控强度变化引起的 能量地貌的变化

在细胞环境内,遗传和表观遗传因素都将影响基因表达量及蛋白的浓度。图 4.9 将说明在基因调控强度变化的时候,能量地貌拓扑结构的变化。

我们通过改变调控强度,得到了不同的能量地貌图,如图 4.9 所示。图 4.9(a)所示为当调控 c-myc→hTERT 的调控强度从 1.0 倍增加到 1.22 倍的能量地貌变化图。当调控强度增加为 1.22 倍时胃炎态的深度变浅,而胃癌态的深度有所增加。这是由于基因 hTERT 是有关细胞无限复制的基因[21]。当调控强度增加,hTERT 的基因表达量增加,这种变化是促使癌症发展的。图 4.9(b)所示为调控 RAS→P53 的调控强度从 1.0 倍增加到 2.0 倍的变化图。胃炎态的深度从 1.5 倍开始变为最主要的。当调控强度增加到 1.7 倍和 2.0 倍时,这里仅仅剩下正常态和癌症态。这是由于基因 P53 是一个抑癌基因,它在癌症状态中是低表达。当调控强度增加的时候,P53 的基因表达所量增加,这种变化可以抑制癌症的产生[111]。

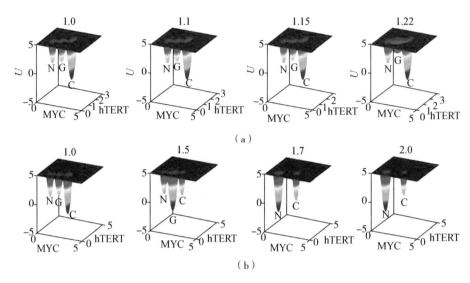

**图 4.9　调控强度增加势垒的变化**

# 4.6　幽门螺杆菌对胃癌形成的影响

众所周知,幽门螺杆菌的感染和胃炎、胃癌的发展有着重要的关系。幽门螺杆菌的感染可以使胃癌癌变的速度增加 10 倍[112]。如果只有幽门螺杆菌的感染,但是没有症状,则不需要药物的治疗。有很多的证据证明,幽门螺杆菌的感染会影响基因的表达量[113]。为了模拟幽门螺杆菌对胃炎和胃癌的影响,我们在微分方程组中加了一项来表示幽门螺旋杆菌的影响。$F(x_i)$ 被改写成 $F'(x_i) = F(x_i) + H_i (i=1,2,\cdots,15)$。$H_i$ 项代表由幽门螺杆菌感染造成相应的基因表达的改变。如果幽门螺旋杆菌的感染使基因表达量升高,则 $H > 0$,相反 $H < 0$。

当感染幽门螺杆菌时,IL-1β 和 TNF-α 与幽门螺杆菌有更直接的联系。这两个基因的表达量改变最显著[114]。实验表明,感染幽门螺杆菌的患者的这两个基因的表达量明显高于非感染的患者。我们模拟了 IL-1β 和 TNF-α 的变化,如图 4.10、图 4.11 所示。图 4.10 是胃癌能量地貌的二维和三维变化图。由于感染幽门螺杆菌,导致 TNF-α 表达发生变化,从而导致能量地貌的拓扑结构发生变化。在第一层中,正常态、胃炎态和胃癌态都可以清晰地看到($H=0$ 时)。当感染了幽门螺杆菌($H=0.1$ 时),TNF-α 的基因表达量增加,胃炎态变得更深并且向着癌症态移动,更加靠近癌症态。胃炎态和胃癌态之间的势垒高度变浅,这说明幽门螺杆菌的感染使胃炎加重了,由胃炎向胃癌的转移变得更加容易了。当 $H=0.15$ 时,胃炎态和胃癌态合并为一个态,只有正常态和胃癌态存在。这说明,当幽门螺杆菌感染更严重时,胃炎向胃癌的转移仅仅需要能量地貌的拓扑结构的变化,不需要越过势垒。在最后一层($H=0.55$),正常态消失,只有胃癌态存在。在这种情况下,患者已经基本无法康复,因为从胃癌态无法回到正常态。在这一系列的变化中,原网络的基因调控没有任何变化,仅有幽门螺杆菌的感染导致的能量地貌拓扑结构的变化。这导致胃炎的加重,能量地貌向着胃癌发展,最终只有胃癌态。

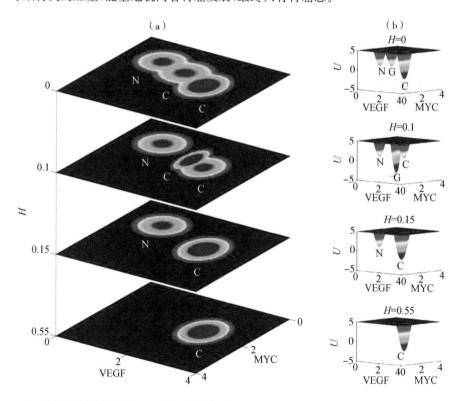

(a)是二维能量地貌图的变化。(b)是三维能量地貌图的变化。X 轴和 Y 轴分别代表 VEGF 和 MYC 的基因表达水平,Z 轴代表 H 的变化,H 表示幽门螺杆菌感染的程度。N 表示正常态,G 表示胃炎态,C 表示胃癌态。

**图 4.10　胃癌的能量地貌的二维和三维变化图(TNF-α 浓度变化下)**

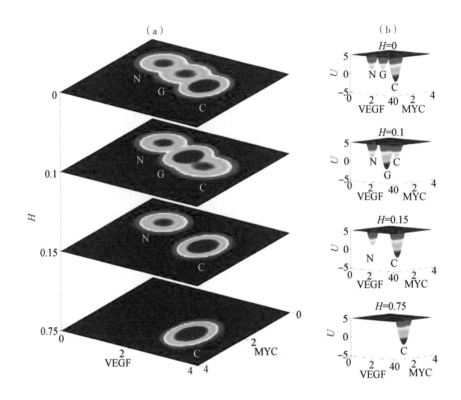

(a)是二维景观的比较。(b)是三维景观的比较。X 轴和 Y 轴分别代表 VEGF 和 MYC 的基因表达水平,Z 轴代表 H 的变化,H 表示幽门螺杆菌感染的程度。N 表示正常态,G 表示胃炎态,C 表示胃癌态。

**图 4.11　胃癌的能量地貌的二维和三维变化图(IL-1β 浓度变化下)**

图 4.11 是胃癌的能量地貌的二维和三维变化图。感染幽门螺杆菌后,导致 IL-1β 的表达量增加,能量地貌中三个稳态逐渐发生变化。在第一层中,正常态、胃炎态和胃癌态都可以清晰地看到(H=0 时)。当感染了幽门螺杆菌时(H=0.1 时),胃炎态变得更深,占据主要地位。这说明幽门螺杆菌的感染使胃炎加重了。当 H=0.15 时,胃炎态和胃癌态合并为一个态。在最后一层(H=0.75),正常态消失,只有胃癌态存在。在这种情况下,患者已经基本无法康复,从胃癌态已经无法回到正常态。

基于能量地貌模型,由外部影响(如幽门螺杆菌感染)引起的生物学过程变化可以被模拟。能量地貌拓扑结构的变化能量化幽门螺杆菌是如何加速胃炎转化为胃癌的。这个模型可以从遗传和表观遗传层面帮助我们分析胃癌的形成和发展。

# 4.7　由全局敏感性分析找到胃癌的重要基因

为了寻找哪个基因和调控在胃癌的形成和发展中起更重要的作用,我们使用全局敏感性分析来分析能量地貌的拓扑结构。基因调控网络的动力学依赖于每一个基因调控和每一个基因结点。如果一个基因调控的强度发生变化,能量地貌图的拓扑结构也会随之变化。从而稳态与稳态之间的势垒高度也会发生变化,通过势垒高度的变化,我们能确定哪个基因和基因调控更加重要,对于胃癌的形成或治疗更加敏感。这些结果对于临床可能会具有一定的价值和提供一定的参考。

我们比较了两对势垒高度:$\Delta U_{NG}$,$\Delta U_{GN}$ 和 $\Delta U_{GC}$,$\Delta U_{CG}$。$\Delta U_{NG}$ 表示从正常态与胃炎态之间的鞍点到正常态与胃炎态最低点的高度差(势垒高度差)。$\Delta U_{GC}$ 表示从胃炎态与胃癌态之间的鞍点到胃炎态与胃癌态最低点的高度差(势垒高度差)。在我们的分析中,我们更喜欢相反方向的变化(如 $\Delta U_{NG} > 0$,$\Delta U_{GN} < 0$),这样的变化更加有利于病情的恢复或者抑制病情的产生。为了更加清楚,我们每次只变化一条基因调控的调控强度。如图 4.12 所示。

图 4.12(a)展示了当调控强度变为 0.9 倍的时候变化最敏感的几条基因调控。我们模拟了 $\Delta U_{NG}$ 和 $\Delta U_{GN}$。第一条基因调控 Ras→Bcl-2 有很理想的变化。当调控 Ras→Bcl-2 的调控强度变为 0.9 倍时,$\Delta U_{NG}$ 变高同时 $\Delta U_{GN}$ 变低。这种类型的变化会导致从正常态向胃炎态的转移难度增加,而从胃炎态回到正常态变容易。这是由于当 Ras→Bcl-2 的刺激强度减低,Bcl-2 的表达量会降低。Bcl-2 的负调控在胃炎的治疗中有非常广泛的应用,同时,Bcl-2 也是通过抑制 Bcl-2 的表达量来治疗胃癌的一个药物靶点[115]。而在图 4.12(a)中的其他调控,势垒高度的变化是同时升高或者降低的,所以我们无法确定这种变化是否会有利于病情的恢复。

图 4.12(b)展示了当调控强度增加到 1.1 倍时,变化量最大的 13 条基因调控。前三个基因调控是我们找到的最敏感的调控,分别是:HIF-1α→c-myc,

TGF-β→IL-1β 和 CDK2→c-myc。我们可以看到，当调控强度增加时 $\Delta U_{\mathrm{GC}}$ 减少而 $\Delta U_{\mathrm{CG}}$ 增加。c-myc 和 IL-1β 在胃癌中时高表达。c-myc 的高表达可以促进胃癌的产生[116]。IL-1β 在促使胃癌的产生的代谢通路上起重要作用[117]。同时，IL-1β 在幽门螺杆菌感染上也有非常重要的作用[118]。实验表明，增加 IL-1β 的基因表达量可以刺激胃癌的产生并且起到加速幽门螺旋杆菌感染的作用[119]。

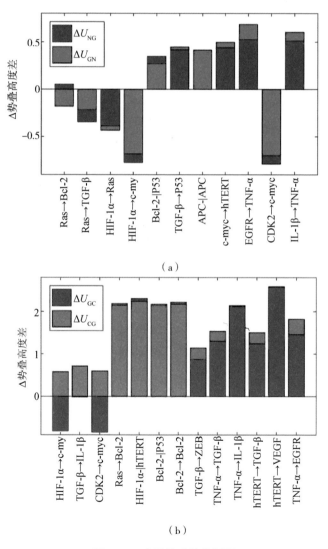

图 4.12　全局敏感性分析图

通过全局敏感性分析，我们得到了 4 条重要的基因调控（Ras→Bcl-2，HIF-1α→c-myc，TGF-β→IL-1β 和 CDK2→c-myc）和一个重要基因（c-myc），这些基因及基因调控对胃癌的形成和治疗有很重要的作用。Ras→Bcl-2 已经在活体实验中用于研究胃癌[2]。其他 3 个调控（HIF-1α→c-myc，TGF-β→IL-1β 和 CDK2→c-myc）还没有直接用于胃癌的研究，需要实验进一步验证。c-myc 出现在 2 个重要的调控中，且 c-myc 是胃癌的药物靶点基因。关于重要基因和调控的变化可以影响胃炎或胃癌的细胞环境从而影响胃癌细胞的产生和发展。

# 4.8　结　论

在这个研究中，我们构建了胃癌的基因调控网络，构建网络所用的数据都是通过实验文献的文本挖掘得到的。胃癌的基因调控网络不仅仅包括基因层面的信息，还包括一些表观遗传学的信息。接着，我们得到了该基因调控网络的能量地貌图。这里有三个稳态出现在能量地貌图中，分别是：正常态、胃炎态和癌症态。这三个态的定义是根据三个态的基因表达量和生物学过程所确定的。胃癌的能量地貌图给我们一个有关胃癌的全局的、系统的展示。在相邻态之间的势垒高度可以刻画从一个态转移到另一个态的难度（稳定性）。动力学的转移过程通过动力学路径（最优路径）被刻画。正常态与胃炎态，胃炎态与胃癌态之间的动力学路径是分开的、不可逆的。这说明癌症的形成过程和治疗过程是复杂的、不可逆的过程。动力学时间可以描述从一个态转移到另一个态得速率。我们用平均首次通过时间（MFPT）来描述态与态之间的转移速率。

我们通过全局敏感性分析来进一步探索遗传因素和表观遗传因素的改变如何影响能量地貌的变化。通过全局敏感性分析，我们得到了关于胃癌的四个重要的基因调控（Ras→Bcl-2，HIF-1α→c-myc，TGF-β→IL-1β 和 CDK2→c-myc）和一个重要基因（c-myc）。全局敏感性分析可以得到通过变化基因调控网络中的重要调控,从而改变能量地貌图的拓扑结构,进而确定哪条基因调控更敏感,对胃癌的治疗和形成更加重要。通过全局敏感性分析得到的四个重要基因调控,在胃癌的靶向治疗中可以提供一些有意的参考。

这个工作能够对胃癌的形成和发展在遗传和表观遗传两个层面提供一个全局的强化分析方式。它也能在临床上为我们找到治疗胃癌的潜在药物靶点提供一个新的方法。

# 参考文献

[1] BRENNER H,ROTHENBACHER D,ARNDT V. Epidemiology of stomach cancer [J]. Methods in Molecular Biology (Clifton,N. J. ),2009,472:467-477.

[2] LANCASTER J,MARCHION D,CHEN D. Determining/predicting clinical outcome of platinum-based treatment e. g. cancer treatment involves obtaining sample of known cancer,determining phosphorylation level of Bcl2 antagonist in sample,and comparing the level with median level[P]. Moffitt Cancer Cent & Res Inst Inc H Lee (Moff-C).

[3] ZHU Z. Clinical efficacy of paclitaxel combined with S-1 in the prevention and treatment of gastric cancer with peritoneal metastasis [J]. Chinese journal of gastrointestinal surgery,2015,18(10):979-982.

[4] GONZALEZ C A,SALA N,CAPELLA G. Genetic susceptibility and gastric cancer risk [J]. International Journal of Cancer,2002,100(3):249-260.

[5] YU C,WANG J. A Physical Mechanism and Global Quantification of Breast Cancer[J]. PloS one,2016,11(7):e0157422.

[6]LANGFELDER P,HORVATH S. WGCNA:an R package for weighted correlation network analysis[J]. BMC Bioinformatics,2008,9(1):559.

[7] LI Y J,ZHANG B Y,LI W J,et al. MiR-15a/16 regulates the growth of

myeloma cells,angiogenesis and antitumor immunity by inhibiting Bcl-2,
VEGF-A and IL-17 expression in multiple myeloma[J]. Leukemia Re-
search,2016,49:73-79.

[8] WANG T,LIU H Y,LING G,et al. HIF1 alpha-induced glycolysis me-
tabolism is essential to the activation of inflammatory macrophages[J].
Mediators of Inflammation,2017:9029327.

[9] DEVRIES E M G,RICKE D O,DE VRIES T N,et al. Database of muta-
tions in the p53 and APC tumor suppressor genes designed to facilitate
molecular epidemiological analyses [J]. Human Mutation,1996,7(3):
202-213.

[10] CRESPO P,LEON J. Ras proteins in the control of the cell cycle and
cell differentiation [J]. Cellular and Molecular Life Sciences,2000,57
(11):1613-1636.

[11] DOWNWARD J. Ras signalling and apoptosis [J]. Current Opinion in
Genetics & Development,1998,8(1):49-54.

[12] ZOU X M,RUDCHENKO S,WONG K K,et al. Induction of c-myc
transcription by the v-Abl tyrosine kinase requires Ras,Raf1,and cyc-
lin-dependent kinases [J]. Genes & Development,1997,11(5):654-662.

[13] GYMNOPOULOS M,BLOT V,FUJITA R,et al. TR1801-ADC:a high-
ly potent cMet antibody-drug conjugate with high activity in patient-de-
rived xenograft models of solid tumors [J]. Molecular Oncology,2020,
14(1):54-68.

[14] JIANG Y,PRZYBYSZEWSKI J,BIRT D F. Resveratrol inhibits cell
growth and induces cell cycle arrest in human colon cancer cells inde-
pendently of tumor suppressor genes p53 and APC [J]. Cancer Epidemi-
ology Biomarkers & Prevention,2004,13(11):1912S-1912S.

[15] SARKAR A,RAHAMAN A,BISWAS I,et al. TGF-beta mediated
LINC00273 upregulation sponges mir200a-3p and promotes invasion and
metastasis by activating ZEB1[J]. Journal of Cellular Physiology,2020,

235(10):7159-7172.

[16] CUI X Y,ZHANG H,GAO A N,et al. Cytokine TNF-α promotes invasion and metastasis of gastric cancer by down-regulating pentraxin 3 [J]. Journal of Cancer,2020,11(7):1800-1807.

[17] SIREGAR G A,HALIM S,SITEPU V R. Serum TNF-α,IL-8,VEGF levels in Helicobacter pylori infection and their association with degree of gastritis [J]. Acta medica Indonesiana,2015,47(2):120-126.

[18] ULRICH W,JÖRG S,FENG Z,et al. The EMT-activator ZEB1 promotes tumorigenicity by repressing stemness-inhibiting microRNAs[J]. Nature cell biology,2009,11(12):1487-95.

[19] LIETO E,FERRARACCIO F,ORDITURA M,et al. Expression of vascular endothelial growth factor (VEGF) and epidermal growth factor receptor (EGFR) is an independent prognostic indicator of worse outcome in gastric cancer patients [J]. Annals of Surgical Oncology,2008, 15(1):69-79.

[20] PARKER M I,NIKONOVA A S,SUN D L,et al. Proliferative signaling by ERBB proteins and RAF/MEK/ERK effectors in polycystic kidney disease [J]. Cellular Signalling,2020,67:109497.

[21] OHIRA T,KOJIMA H,KURODA Y,et al. PITX1 protein interacts with ZCCHC10 to regulate hTERT mRNA transcription [J]. Plos One, 2019,14(8):e0217605.

[22] STROBECK M W,FRIBOURG A F,PUGA A,et al. Restoration of retinoblastoma mediated signaling to Cdk2 results in cell cycle arrest [J]. Oncogene,2000,19(15):1857-1867.

[23] BAKULINA N V,MAEV I V,SAVILOVA I V,et al. Efficacy of H. pylori eradication depending on genetic polymorphism of CYP2C19,MDR1 and IL-1beta[J]. Terapevticheskii Arkhiv,2019,91(8):34-40.

[24] HOU L K,LU C,HUANG Y,et al. Effect of hyperlipidemia on the expression of circadian genes in apolipoprotein E knock-out atherosclerotic

mice [J]. Lipids in Health and Disease,2009,8:60.

[25] FRANCIS S M,CHAKRABARTI S,DICK F A. A context-specific role for retinoblastoma protein-dependent negative growth control in suppressing mammary tumorigenesis [J]. Plos One,2011,6(2):e16434.

[26] YANG J,AHMED A,POON E,et al. Small-molecule activation of p53 blocks hypoxia-inducible factor 1 alpha and vascular endothelial growth factor expression in vivo and leads to tumor cell apoptosis in normoxia and hypoxia [J]. Molecular and Cellular Biology, 2009, 29 (8): 2243-2253.

[27] ROBBINS D,ZHAO Y. Oxidative stress induced by mnSOD-p53 interaction:Pro-or anti-tumorigenic? [J]. Journal of Signal Transduction, 2012,2012:101465-101465.

[28] KIM T,VERONESE A,PICHIORRI F,et al. p53 regulates epithelial-mesenchymal transition through microRNAs targeting ZEB1 and ZEB2 [J]. Journal of Experimental Medicine,2011,208(5):875-883.

[29] LI P X,WONG J,AYED A,et al. Placental transforming growth factor-beta is a downstream mediator of the growth arrest and apoptotic response of tumor cells to DNA damage and p53 overexpression [J]. Journal of Biological Chemistry,2000,275(26):20127-20135.

[30] JAISWAL A S,MULTANI A S,PATHAK S,et al. N-Methyl-N′-nitro-N-nitrosoguanidine-induced senescence-like growth arrest in colon cancer cells is associated with loss of adenomatous polyposis coli protein,microtubule organization,and telomeric DNA [J]. Molecular Cancer,2004,3:3.

[31] KLANRIT P,TAEBUNPAKUL P,FLINTERMAN M B,et al. PML involvement in the p73-mediated E1A-induced suppression of EGFR and induction of apoptosis in head and neck cancers[J]. Oncogene,2009,28 (39):3499-512.

[32] SANDUJA S,KAZA V,DIXON D A. The mRNA decay factor tristetraprolin (TTP) induces senescence in human papillomavirus-transformed

cervical cancer cells by targeting E6-AP ubiquitin ligase [J]. Cancer Research,2010,70:3204.

[33] GIL-GOMEZ G,BERNS A,BRADY H J M. A link between cell cycle and cell death:Bax and Bcl-2 modulate Cdk2 activation during thymocyte apoptosis [J]. Embo Journal,1998,17(24):7209-7218.

[34] RUIZ L,TRASKINE M,FERRER I,et al. Characterization of the p53 response to oncogene-induced senescence [J]. Plos One,2008,3(9):e3230.

[35] SHIBAYAMA H,TAKAI E,KOUNO M,et al. Identification of a cytokine-induced antiapoptotic molecule anamorsin essential for definitive hematopoiesis [J]. Journal of Experimental Medicine,2004,199(4):581-592.

[36] LIM J H,LEE E S,YOU H J,et al. Ras-dependent induction of HIF-1α (785) via the Raf/MEK/ERK pathway:a novel mechanism of Ras-mediated tumor promotion [J]. Oncogene,2004,23(58):9427-9431.

[37] MISSERO C,FILVAROFF E,DOTTO G P. Induction of transforming growth factor-beta-1 resistance by the e1a oncogene requires binding to a specific set of cellular proteins [J]. Proceedings of the National Academy of Sciences of the United States of America,1991,88(8):3489-3493.

[38] SA G,DAS T. Anti cancer effects of curcumin:cycle of life and death [J]. Cell Division,2008,3:14.

[39] ABE M,HAVRE P A,URASAKI Y,et al. Mechanisms of confluence-dependent expression of CD26 in colon cancer cell lines [J]. Bmc Cancer,2011,11:51.

[40] CHEN J,LIN C,DENG Y. The effects of RA538 and antisense c-myc on cervical cancer cell lines with high expression of bcl-2 gene [J]. Zhonghua zhong liu za zhi [Chinese journal of oncology],2000,22(4):279-282.

[41] SKVORTZOV D A,RUBZOVA M P,ZVEREVA M E,et al. The regulation of telomerase in oncogenesis [J]. Acta Naturae, 2009, 1 (1): 51-67.

[42] LAL A,THOMAS M P,ALTSCHULER G,et al. Capture of microRNA-

bound mRNAs identifies the tumor suppressor miR-34a as a regulator of growth factor signaling [J]. Plos Genetics,2011,7(11):e1002363.

[43] GAO X,XING D. Molecular mechanisms of cell proliferation induced by low power laser irradiation [J]. Journal of Biomedical Science,2009,16:4.

[44] KIM M K,KIM T J,SUNG C O,et al. Clinical significance of HIF-2 alpha immunostaining area in radioresistant cervical cancer [J]. Journal of Gynecologic Oncology,2011,22(1):44-48.

[45] GOROSPE M,TOMINAGA K,WU X,et al. Post-transcriptional control of the hypoxic response by RNA-binding proteins and microRNAs [J]. Frontiers in Molecular Neuroscience,2011,4:7.

[46] KASIAPPAN R,SHIH H J,WU M H,et al. The antagonism between MCT-1 and p53 affects the tumorigenic outcomes [J]. Molecular Cancer,2010,9:311.

[47] FOUBERT E,DE CRAENE B,BERX G. Key signalling nodes in mammary gland development and cancer. The Snail1-Twist1 conspiracy in malignant breast cancer progression [J]. Breast Cancer Research,2010,12(3):210.

[48]YU R M,CHEN E X,KONG R Y,et al. Hypoxia induces telomerase reverse transcriptase (TERT) gene expression in non-tumor fish tissues in vivo:the marine medaka (Oryzias melastigma) model [J]. Bmc Molecular Biology,2006,7:27.

[49] IERVOLINO A,TRISCIUOGLIO D,RIBATTI D,et al. Bcl-2 overexpression in human melanoma cells increases angiogenesis through VEGF mRNA stabilization and HIF-1-mediated transcriptional activity [J]. Faseb Journal,2002,16(9):1453.

[50] OTSUKI Y. Apoptosis in human endometrium: apoptotic detection methods and signaling [J]. Medical Electron Microscopy:Official Journal of the Clinical Electron Microscopy Society of Japan,2001,34(3):166-173.

[51] BEHAM A,SCHUMACHER G,MCDONNELL T J,et al. Bcl-2 inhibits p53-induced apoptosis after genotoxic damage by inhibitors of nuclear import of p53[J]. Langenbecks Archiv fur Chirurgie. Supplement. Kongressband. Deutsche Gesellschaft fur Chirurgie, Kongress, 1998, 115 (Suppl Ⅰ):113-117.

[52] ROSENWALD I B,CHEN I J,WANG S T,et al. Upregulation of protein synthesis initiation factor eIF-4E is an early event during colon carcinogenesis [J]. Oncogene,1999,18(15):2507-2517.

[53] MACIAS W L,YAN S B,WILLIANMS M D,et al. New insights into the protein C pathway:potential implications for the biological activities of drotrecogin alfa (activated) [J]. Critical Care,2005,9:S38-S45.

[54] LU X Y,LIU H,STEVENS J,et al. Activation of NF-kappaB is a critical element in the antiapoptotic effect of anesthetic preconditioning [J]. American Journal of Physiology-Heart and Circulatory Physiology, 2009,296(5):H1296-H1304.

[55] LIU J,STEVENS J,ROTE C A,et al. Siah-1 mediates a novel beta-catenin degradation pathway linking p53 to the adenomatous polyposis coli protein [J]. Molecular Cell,2001,7(5):927-936.

[56] PATEL P,VARGHESE E,DING G H,et al. Transforming growth factor beta induces mesangial cell apoptosis through NO-and p53-dependent and-independent pathways [J]. Journal of Investigative Medicine, 2000,48(6):403-410.

[57] MINCIONE G,MARCANTONIO D,CARMELA M,et al. EGF and TGF-beta 1 effects on thyroid function [J]. Journal of thyroid research, 2011,2011:431718-431718.

[58] OH J W,SCHWIEBERT L M,BENVENISTE E N. Cytokine regulation of CC and CXC chemokine expression by human astrocytes [J]. Journal of Neurovirology,1999,5(1):82-94.

[59] UNGEFROREN H,SEBENS S,SEIDL D,et al. Interaction of tumor

cells with the microenvironment [J]. Cell Communication and Signaling,2011,9:18.

[60] JANSSENS K,TEN DIJKE P,RALATON S H,et al. Transforming growth factor-beta 1 mutations in camurati-engelmann disease lead to increased signaling by altering either activation or secretion of the mutant protein [J]. Journal of Biological Chemistry, 2003, 278 (9): 7718-7724.

[61] JI-HOON C,RICHARD G,KAI W,et al. Systems biology of interstitial lung diseases:integration of mRNA and microRNA expression changes [J]. BMC Medical Genomics,2011,4(1):8.

[62] GILLE J,SWERLICK R A,CAUGHMAN S W. Transforming growth factor-alpha-induced transcriptional activation of the vascular permeability factor (VPF/VEGF) gene requires AP-2-dependent DNA binding and transactivation [J]. Embo Journal,1997,16(4):750-759.

[63] ELKAK A E,NEWBOLD R F,THOMAS V,et al. Is telomerase reactivation associated with the down-regulation of TGF beta receptor-II expression in human breast cancer? [J]. Cancer Cell International,2003, 3:9.

[64] KIM S,SCHEIN A J,NADEL J A. E-cadherin promotes EGFR-mediated cell differentiation and MUC5AC mucin expression in cultured human airway epithelial cells [J]. American Journal of Physiology-Lung Cellular and Molecular Physiology,2005,289(6):L1049-L1060.

[65] DONOVAN J,SLINGERLAND J. Transforming growth factor-beta and breast cancer-cell cycle arrest by transforming growth factor-beta and its disruption in cancer [J]. Breast Cancer Research, 2000, 2 (2): 116-124.

[66] XU H,HE Y,YANG X,et al. Anti-malarial agent artesunate inhibits TNF-alpha-induced production of proinflammatory cytokines via inhibition of NF-kappaB and PI3 kinase/Akt signal pathway in human rheumatoid arthritis fi-

broblast-like synoviocytes [J]. Rheumatology,2007,46(6):920-926.

[67] ASPALTER R M,EIBL M M,WOLF H M. Regulation of TCR-mediated T cell activation by TNF-RII [J]. Journal of Leukocyte Biology, 2003,74(4):572-582.

[68] VAN UDEN P,KENNETH N S,ROCHA S. Regulation of hypoxia-inducible factor-1 alpha by NF-kappa B [J]. Biochemical Journal,2008, 412:477-484.

[69] CHEN Q Y,DEFRANCES M C,ZARNEGAR R. Induction of met proto-oncogene (Hepatocyte growth factor receptor) expression during human monocyte-macrophage differentiation [J]. Cell Growth & Differentiation,1996,7(6):821-832.

[70] LOPEZ-MARURE R, VENIURA J L, SANCHEZ L, et al. Ceramide mimics tumour necrosis factor-alpha in the induction of cell cycle arrest in endothelial cells-Induction of the tumour suppressor p53 with decrease in retinoblastoma/protein levels [J]. European Journal of Biochemistry,2000,267(14):4325-4333.

[71] HAYASHI T,MATSUOKA K,SAITOH M,et al. Influence of alpha-tumor necrosis factor and beta-interleukin-1 on production of angiogenetic factors and thymidine phosphorylase activity in immortalized human decidual fibroblasts in vitro [J]. Journal of Obstetrics and Gynaecology Research,2006,32(1):15-22.

[72] DIMMELER S,BREITSCHOPF K,HAENDELER J,et al. Dephosphorylation targets Bcl-2 for ubiquitin-dependent degradation: a link between the apoptosome and the proteasome pathway [J]. Journal of Experimental Medicine,1999,189(11):1815-1822.

[73] CHAKRABORTI S, CHAKRABORTI T. Oxidant-mediated activation of mitogen-activated protein kinases and nuclear transcription factors in the cardiovascular system: a brief overview [J]. Cellular Signalling, 1998,10(10):675-683.

[74] LEE I T,LIN C C,WU Y C,et al. TNF-alpha induces matrix metalloproteinase-9 expression in A549 cells:role of TNFR1/TRAF2/PKC alpha-dependent signaling pathways [J]. Journal of Cellular Physiology, 2010,224(2):454-464.

[75] AKIYAMA M,HIDESHIMA T,HAYASHI T,et al. Nuclear factor-kappa B p65 mediates tumor necrosis factor alpha-induced nuclear translocation of telomerase reverse transcriptase protein [J]. Cancer Research,2003,63(1):18-21.

[76] TSUJI Y,NINOMIYATSUJI J,TORTI S V,et al. Selective loss of cdc2 and cdk2 induction by tumor-necrosis-factor-alpha in senescent human-diploid fibroblasts [J]. Experimental Cell Research, 1993, 209 (2): 175-182.

[77] SASS S,BURK S,LUTTER D,et al. MicroRNAs coordinately regulate protein complexes [J]. Bmc Systems Biology,2011,5:136.

[78] GAUGER K J,CHENAUSKY K L,MURRAY M E,et al. SFRP1 reduction results in an increased sensitivity to TGF-beta signaling [J]. Cancer Research,2011,71:59.

[79] HU F,WANG C,DU J,et al. DeltaEF1 promotes breast cancer cell proliferation through down-regulating p21 expression [J]. Cancer Research,2010,1802(2):301-312.

[80] HABIB A A,PARK S K,RATAN R R,et al. The epidermal growth factor receptor engages receptor interacting protein and nuclear factor-kappa B (NF-kappaB)-inducing kinase to activate NF-kappaB-identification of a novel receptor-tyrosine kinase signalosome [J]. Journal of Biological Chemistry,2001,276(12):8865-8874.

[81] YIAN X X,ZHENG J,DU J,et al. Mechanism of antisense epidermal growht factor receptor cDNA in growth suppression of glioblastomas cells [J]. Chinese Journal of Pathology,2003,32(3):242-246.

[82] HUO Q. A functional nuclear epidermal growth factor receptor,src and

Stat3 heteromeric complex in pancreatic cancer cells[J]. Plos One,2019, 14(4):e0212884.

[83] HSIEH E T K,SHEPHERD F A,TSAO M S. Co-expression of epidermal growth factor receptor and transforming growth factor-alpha is independent of ras mutations in lung adenocarcinoma [J]. Lung Cancer, 2000,29(2):151-157.

[84] ZHENG L H,WANG Y J,SHENG J,et al. Antitumor peptides from marine organisms [J]. Marine Drugs,2011,9(10):1840-1859.

[85] EPPENBERGER M,ZLOBEC I,BAUMHOER D,et al. Role of the VEGF ligand to receptor ratio in the progression of mismatch repair-proficient colorectal cancer [J]. Bmc Cancer,2010,10:93.

[86] BOS R,VAN DIEST P J,VAN DER GROEP P,et al. Expression of hypoxia-inducible factor-1 alpha and cell cycle proteins in invasive breast cancer are estrogen receptor related [J]. Breast Cancer Research,2004,6 (4):R450-R459.

[87] ZHOU L L,ZHENG D H,WANG M,et al. Telomerase reverse transcriptase activates the expression of vascular endothelial growth factor independent of telomerase activity [J]. Biochemical and Biophysical Research Communications,2009,386(4):739-743.

[88] STAMPFER M R,GARBE J,LEVINE G,et al. Expression of the telomerase catalytic subunit,hTERT,induces resistance to transforming growth factor beta growth inhibition in p16(INK4A)(-) human mammary epithelial cells [J]. Proceedings of the National Academy of Sciences of the United States of America,2001,98(8):4498-4503.

[89] PERKINS N D,FELZIEN L K,BETTS J C,et al. Regulation of NF-kappaB by cyclin-dependent kinases associated with the p300 coactivator [J]. Science,1997,275(5299):523-527.

[90] OKIGAKI M,AMANO K,TAKEDA M,et al. Mechanism for IL-1 beta-mediated neovascularization unmasked by IL-1 beta knock-out mice [J].

Circulation,2005,112(17):U299-U299.

[91] ISUMI Y,KUBO A,KATAFUCHI T,et al. Adrenomedullin suppresses interleukin-1 beta-induced tumor necrosis factor-alpha production in Swiss 3T3 cells [J]. Febs Letters,1999,463(1-2):110-114.

[92] YANG P,DU C W,KWAN M,et al. The impact of p53 in predicting clinical outcome of breast cancer patients with visceral metastasis [J]. Scientific Reports,2013,3:6.

[93] LOBODA A,NEBOZHYN M,KLINGHOFFER R,et al. A gene expression signature of RAS pathway dependence predicts response to PI3K and RAS pathway inhibitors and expands the population of RAS pathway activated tumors [J]. Bmc Medical Genomics,2010,3:26.

[94] CALCAGNO D Q,FREITAS V M,LEAL M F,et al. MYC,FBXW7 and TP53 copy number variation and expression in Gastric Cancer [J]. Bmc Gastroenterology,2013,13:141.

[95] WANG J Y,HSIEH J S,CHEN C C,et al. Alterations of APC,c-met, and p53 genes in tumor tissue and serum of patients with gastric cancers [J]. Journal of Surgical Research,2004,120(2):242-248.

[96] ROHWER N,LOBITZ S,DASKALOW K,et al. HIF-1 alpha determines the metastatic potential of gastric cancer cells [J]. British Journal of Cancer,2009,100(5):772-781.

[97] TSAMANDAS A C,LIAVA A,TZELEPI V,et al. The potential role of bcl-2 expression,apoptosis and cell proliferation (Ki-67 Expression) in cases of gastric carcinoma and correlation with classic prognostic factors and patient outcome [J]. Anticancer Research,2009,29(2):703-709.

[98] FU H,HU Z L,WEN J F,et al. TGF-beta promotes invasion and metastasis of gastric cancer cells by increasing fascin1 expression via ERK and JNK signal pathways [J]. Acta Biochimica Et Biophysica Sinica, 2009, 41 (8): 648-656.

[99] IZUTANI R,KATOH M,ASANO S,et al. Enhanced expression of manga-

nese superoxide dismutase mRNA and increased TNF alpha mRNA expression by gastric mucosa in gastric cancer [J]. World Journal of Surgery,1996, 20(2):228-233.

[100] CHEN B R,CHEN B S,ZHU Z P,et al. Prognostic value of ZEB-1 in solid tumors:a meta-analysis [J]. Bmc Cancer,2019,19:635.

[101] TERASHIMA M,KITADA K,OCHIAI A,et al. Impact of expression of human epidermal growth factor receptors EGFR and ERBB2 on survival in stage Ⅱ/Ⅲ gastric cancer [J]. Clinical Cancer Research,2012, 18(21):5992-6000.

[102] YAO X X,YIN L,SUN Z C. The expression of hTERT mRNA and cellular immunity in gastric cancer and precancerosis [J]. World Journal of Gastroenterology,2002,8(4):586-590.

[103] NAKAYAMA S,TORIKOSHI Y,TAKAHASHI T,et al. Prediction of paclitaxel sensitivity by CDK1 and CDK2 activity in human breast cancer cells [J]. Breast Cancer Research,2009,11(1):10-12.

[104] LI S J,WANG W,ZHANG N,et al. IL-1 beta mediates MCP-1 induction by Wnt5a in gastric cancer cells [J]. Bmc Cancer,2014,14:480.

[105] WANG J,ZHANG K,XU L,et al. Quantifying the waddington landscape and biological paths for development and differentiation [J]. Proceedings of the National Academy of Sciences of the United States of America,2011,108(20):8257-8262.

[106] LI C,WANG J. Quantifying cell fate decisions for differentiation and reprogramming of a human stem cell network:landscape and biological paths [J]. Plos Computational Biology,2013,9(8):e1003165.

[107] ASHRAFIZADEH M,ANG H L,MOGHADAM E R,et al. MicroRNAs and their influence on the ZEB family:mechanistic aspects and therapeutic applications in cancer therapy [J]. Biomolecules,2020,10(7):1040.

[108] HE Z K,DONG W X,LI Q Y,et al. Sauchinone prevents TGF-beta-in-

duced EMT and metastasis in gastric cancer cells [J]. Biomedicine & Pharmacotherapy,2018,101:355-361.

[109] STIGBRAND T. Retraction:miR-429 regulates gastric cancer cell invasiveness through ZEB proteins[J]. Tumor Biology,2017,37:15575.

[110] SOEN B,VANDAMME N,BERX G,et al. ZEB proteins in leukemia: friends,foes,or friendly foes? [J]. HemaSphere,2018,2(3):e43-e43.

[111] QIU M N,LIN J,SU Y X,et al. Diosmetin induces apoptosis by down-regulating AKT phosphorylation via P53 activation in human renal carcinoma ACHN cells [J]. Protein and peptide letters,2020,20(10): 1022-1028.

[112] LEUNG W K,SUNG J J Y. Review article:intestinal metaplasia and gastric carcinogenesis [J]. Alimentary Pharmacology & Therapeutics, 2002,16(7):1209-1216.

[113] WROBLEWSKI L E,NAG Y T,CHATURVEDI R,et al. H. pylori upregulates snail via p38 MAPK-and TGF beta-mediated signaling to promote epithelial-mesenchymal transition and disruption of apical-junctional Complexes [J]. Gastroenterology,2012,142(5):S516-S516.

[114] TAHARA T,SHIBATA T,OKUBO M,et al. Synergistic effect of IL-1 beta and TNF-alpha polymorphisms on the H. pylori-related gastric pre-malignant condition [J]. Hepato-Gastroenterology,2012,59(120): 2416-2420.

[115] KWON C H,PARK H J,CHOI Y,et al. TWIST mediates resistance to paclitaxel by regulating Akt and Bcl-2 expression in gastric cancer cells[J]. Tumour Biology:the Journal of the International Society for Oncodevelopmental Biology and Medicine,2017,39(10):1010428317722070-1010428317722070.

[116] DU W B,LI D,GUO X M,et al. Circ-PRMT5 promotes gastric cancer progression by sponging miR-145 and miR-1304 to upregulate MYC [J]. Artificial Cells Nanomedicine and Biotechnology,2019,47(1): 4120-4130.

［117］REN H Y,LIU F,HUANG G L,et al. Positive feedback loop of IL-1 beta/
Akt/RAR alpha/Akt signaling mediates oncogenic property of RAR alpha
in gastric carcinoma ［J］. Oncotarget,2017,8(4):6718-6729.

［118］HONG J B,ZUO W,WANG A J,et al. Helicobacter pylori infection
synergistic with IL-1 beta gene polymorphisms potentially contributes
to the carcinogenesis of gastric cancer ［J］. International Journal of
Medical Sciences,2016,13(4):298-303.

［119］WU Y J,SHEN L,LIANG X M,et al. Helicobacter pylori-induced
YAP1 nuclear translocation promotes gastric carcinogenesis by enhan-
cing IL-1 beta expression ［J］. Cancer Medicine,2019,8(8):3965-3980.

# 第 5 章 结论与展望

我们主要基于能量地貌的势与流的理论,建立了有关癌症干细胞、癌症及上皮间质转分化过程(转移)的模型,从而全面系统地研究癌症、癌症转移及癌症干细胞之间的关系。我们通过癌症、癌症干细胞的基因及微小 RNA 建立了基因调控网络,从而使该基因调控网络能够体现癌症干细胞、上皮间质转分化(转移)和癌症三个层面的信息和特征。

对于癌症干细胞的基因调控网络,我们是通过吉莱斯皮(Gillespie)随机仿真方法来描述各个化学反应过程,通过改变绝热系数 $\omega$ 的大小来研究在绝热条件(adiabatic)下和非绝热条件(non-adiabatic)下所呈现的能量地貌的区别进行癌症干细胞的异质性的研究。

在绝热条件下,能量地貌图中共出现了七个态,分别是:正常态,癌前态,癌症态,干细胞态,发炎态,增生态及癌症干细胞态。通过计算各个态之间的势垒高度,可以反应各个态的稳定性。这可以帮助我们理解为什么癌症非常难治愈。能量地貌图中呈现出三条可以发展为癌症的通路,分别是正常态→癌前态→癌症态,正常态→发炎态→增生态→癌症态,以及正常态→干细胞态→癌症干细胞态→癌症态。还计算了癌症的三条主要通路的通量,通过通量可以量化这三条通路哪条是癌症主要的形成通路。正常态→癌前态→癌症态这条通路得通量最高,为主要通路。通过全局敏感性分析,确定了重要的基因和重要的基因调控,分别是:miR200-|ZEB,OCT4→OCT4,P53→P53。这些重要的基因调控可以为我们在药物设计及临床治疗上提供一定的参考价值。

在非绝热条件下,我们通过改变绝热系数来研究干细胞、癌症干细胞及癌细胞的异质性。通过降低绝热系数,基因调控网络在有效的慢调控(通过 DNA 甲基化或组蛋白修饰等)的作用下,受到弱调控,从而减少了基因与基因间的有效相互作用。约束越少，出现的稳态就越多。每两个状态之间的多个动力学路径也会出现，并且状态之间会出现更多的跃迁。众多亚稳定状态的出现可以解释异质性的成因。在非绝热状态下，癌症干细胞态最终与干细胞态和癌症态相连接。这可以说明癌症干细胞的两个主要的成因：一是通过癌症细胞获得了干细胞特性，变成了能够自我更新和分化的癌症干细胞，另一个是正常干细胞获得了癌症的特性，变成了无限分裂并且具有转移能力的癌症干细胞。这些结论与一些实验的结论也是相吻合的。

对于胃癌的研究，我们先建立了胃癌的基因调控网络，这些基因均是通过文本挖掘的方式从实验中获得的胃癌相关的重要基因。然后通过微分方程描述基因调控网络之间的相互作用关系（促进作用或者抑制作用）。通过解动力学方程获得了三个稳定点（稳态），通过平均场近似方法获得了相应的胃癌能量地貌图。这三个稳态分别是：正常态、胃炎态和胃癌态。我们通过计算各个态之间势垒高度来刻画各个态的稳定性。同时，我们计算了各个态之间的转移速率。通过态与态之间的稳定性和转移速率，我们能够进一步理解胃癌的形成及发展过程。

我们计算了胃癌能量地貌中的最优路径，各个态之间的最大概率转移路径可以帮助我们清楚地看到，最优路径是分离且不可逆的。这说明胃癌的形成过程和治疗过程是不同的且不可逆的过程。

全局敏感性分析能够有效地帮助我们发现哪条基因调控更有利于胃癌的发展或者痊愈。我们得到了胃癌的一个重要基因（c-myc）和 4 个重要的基因调控，分别是：Ras→Bcl-2，HIF-1α→c-myc，TGF-β→IL-1β 和 CDK2→c-myc。这些结论与实验是一致的。有些基因调控已经在活体实验中进行胃癌治疗的探索，有些基因调控还需要我们在实验中进一步探索。这些重要的基因和基因调控能为我们在以基因网络为基础的多基因及多基因调控的药物靶点的预测上提供一定的帮助和指引。

能量地貌的势与流模型是一个简单新颖的模型，其具有以下优势。

能量地貌模型能够提供一个全局的景观，包括癌症的形成和发展（态与态之间的转移），既包括遗传层面的信息，也包括表观遗传层面的信息。

每个生物态的权重都是可以被量化的。

每个生物态的功能都能被阐释,其定义都是根据其生物学特征及功能。

生物态与生物态之间的势垒高度都能被量化,这能从一个全局的角度说明从一个态转移到另一个态的难易程度。

生物态与生物态之间的转移速率和转移路径能够通过动力学时间和动力学路径进行刻画。

全局敏感性分析能够更进一步地将基因层面、表观遗传层面及环境的因素对能量地貌拓扑结构的影响刻画出来,从而找到最敏感、最重要的基因和基因调控。而能量地貌向着有利于病情康复的方向变化,可以帮助我们找到癌症治疗的潜在的方法。这可以为我们的临床治疗和寻找抗癌药物提供依据和参考。

当然,癌症是一个复杂的疾病。能量地貌这个模型想要完全阐述和揭示癌症的所有特征显然是不够的。比如细胞内环境的信号传导,蛋白质的转录翻译效率,代谢信号及免疫细胞的作用等信息都没有体现。这些因素对癌症的影响也是不容忽视的。每当我们考虑得更全面一些,我们离全面认识癌症可能就会更进一步。癌症的整体呈现需要更多的细节信息,因此,建立一个更全面的,包含更多信息和维度的网络才可能更有利于透彻地研究癌症,这也为我们今后的工作提出了新的挑战。

# 致　　谢

本书是在汪劲研究员的耐心指导下完成的，衷心地感谢汪老师在我博士学习和工作期间对我学习的指导及生活上的理解。因为我在博士入学的时候，孩子刚刚出生，面对工作学习及家庭之间的平衡，我几次想要放弃。汪老师对我的理解和鼓励令我深深地感动和感激。汪老师在学术上有独特的视角和敏锐的洞察力，在学术上治学严谨、一丝不苟，这些都让我对恩师肃然起敬。在工作之余，汪老师又很关心学生的生活，让我心中非常温暖和感激。一句简单的感谢已不能表达我对恩师的感激之情。

我还要感谢汪尔康及董绍俊院士，二位先生对我学习和生活上的影响也让我颇受鼓舞，每当我在科研上有丝毫懈怠的时候，就会想起汪先生常常说的："搞科研不能怕吃苦，要孜孜不倦，奋斗终生。"就会让我重新振奋。

我要感谢汪老师课题组的成员，李文博，刘琼，甘霖锋，吴畏，曾谦，张坤，闫晗，徐丽，张锋，晏志强，郑喜亮，褚文婷等老师和同学在我工作上的帮助。也感谢我的家人在背后的支持。

在中国科学院长春应用化学研究所工作的近十年个春秋，与其说我是个职工，我感觉我更像个学生，在恩师教导下成长，教会我治学的精神及做人的道理。不忘初心，方得始终，我会继续努力，完成最初的梦想。

2021 年 6 月

# 在读期间发表的学术论文与取得的
# 其他研究成果

已发表(或正式接收)的学术论文:

[1] YU C,HONG X,WANG J. A global and physical mechanism of gastric cancer formation and progression[J]. Journal of Theoretical Biology,2021.

[2] YU C,LIU Q,CHEA C,et al. Quantification of the Underlying Mechanisms and Relationships Among Cancer,Metastasis,and Differentiation and Development[J]. Frontiers in Genetics,2019,10:1388.

[3] YU C,LIU Q,CHEN C,et al. Landscape perspectives of tumor,EMT, and development[J]. Phys Biol,2019,16:051003.